AF306233

DU

MASSAGE OCULAIRE

PAR

Le Docteur Paul GIEURE

DE LA FACULTÉ DE PARIS

ANCIEN EXTERNE DES HÔPITAUX

ASSISTANT DE LA CLINIQUE OPHTALMOLOGIQUE DU Dr JOCQS (HÔPITAL INTERNATIONAL)

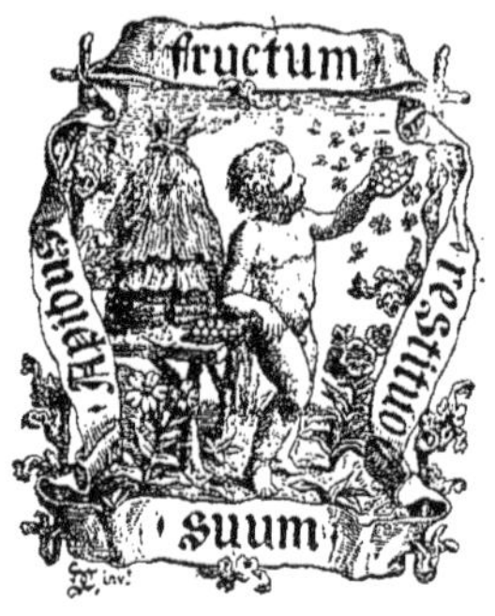

PARIS

SOCIÉTÉ D'ÉDITIONS SCIENTIFIQUES

PLACE DE L'ÉCOLE DE MÉDECINE

4, RUE ANTOINE-DUBOIS, 4

—

1896

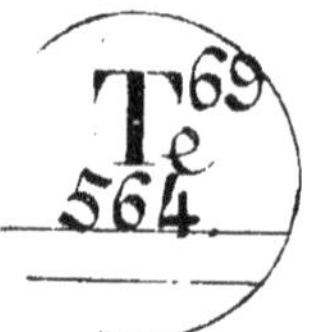

DU

MASSAGE OCULAIRE

PAR

Le Docteur Paul GIEURE

DE LA FACULTÉ DE PARIS

ANCIEN EXTERNE DES HÔPITAUX

ASSISTANT DE LA CLINIQUE OPHTALMOLOGIQUE DU Dr JOCQS (HÔPITAL INTERNATIONAL)

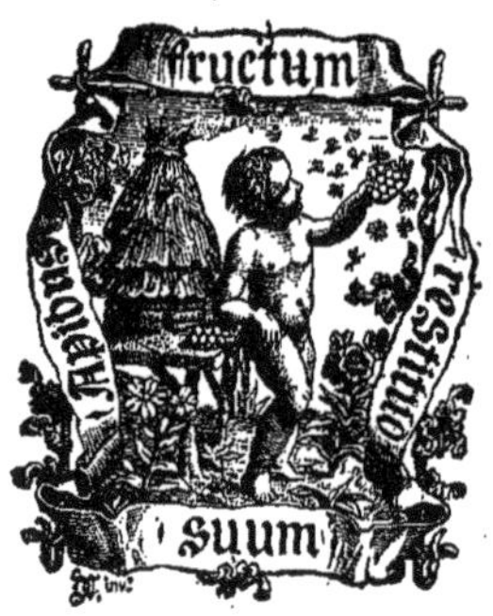

PARIS

SOCIÉTÉ D'ÉDITIONS SCIENTIFIQUES

PLACE DE L'ÉCOLE DE MÉDECINE

4, RUE ANTOINE-DUBOIS, 4

1896

A MA GRAND'MÈRE.

A MON PÈRE ET A MA MÈRE.

A MON ONCLE L'ABBÉ J. GIEURE

Supérieur du grand séminaire d'Aire-sur-l'Adour.

A MON FRÈRE ET A MA SŒUR.

A MES AUTRES PARENTS.

INTRODUCTION

Durant un séjour de quelques mois en Algérie, notre attention fut attirée particulièrement par le nombre considérable des ophtalmies de toute nature.

A l'hôpital de Saint-Denis du-Sig, nous avons étudié de près quelques unes de ces affections parmi les plus fréquentes et les plus redoutables par les suites qu'elles entraînent lorsqu'on les néglige ou qu'on les traite sans expérience.

De retour à Paris, nous avons suivi assidûment la clinique de M. le docteur Jocqs.

Les résultats qu'il obtenait par le massage dans les différentes affections des yeux, nous donnèrent l'idée de faire un travail sur ce sujet.

Notre tâche nous a été facilitée par ses conseils et par ses enseignements.

Nous sommes heureux de le remercier de la bienveillance et de l'intérêt qu'il nous a toujours témoignés.

Il nous a laissé dans sa clinique une large initiative qui nous a permis de voir par nous-même les résultats obtenus et aussi d'en obtenir personnellement grâce aux malades qu'il a bien voulu nous confier.

Les nombreuses observations que nous avons prises de guérison ou tout au moins de grande amélioration dues au massage, ont confirmé notre confiance dans ce mode de traitement.

Au reste, comme on le verra dans la suite de ce travail, nous ne sommes pas les seuls à nous féliciter d'avoir eu recours au massage contre les kératites phlycténulaires, les kératites parenchymateuses, les taies de la cornée et les granulations.

En écrivant cette thèse, il nous a paru intéressant de réunir dans un même ouvrage tout ce qui été publié à ce sujet dans les différentes revues d'ophtalmologie, tant en France qu'à l'étranger. L'unanimité des auteurs à proclamer le massage comme excellent dans les affections oculaires énumérées plus haut, nous est un garant de son utilité et de son efficacité.

Après avoir fait l'historique du massage chez les anciens, nous traiterons des divers massages usités dans les différentes affections oculaires et nous dirons quelques mots sur chacune de ces affections que nous ferons suivre des observations prises par nous à la clinique de notre maître, M. le docteur Jocqs.

Enfin, nous soulignerons brièvement les cas où le massage est contre-indiqué.

Mais, avant d'aborder notre sujet, nous croyons de notre devoir d'adresser nos sincères remerciements à tous les maîtres qui nous ont enseigné la médecine et nous ont appris à l'aimer.

Nous avons à cœur de témoigner à notre père, qui a été notre premier maître en médecine, toute notre reconnaissance pour les sacrifices qu'il s'est imposés et les exemples qu'il nous a donnés.

Nous adresserons un hommage à la mémoire du regretté professeur Peter, dont, pendant près de deux ans, nous suivîmes les cliniques.

Nous devons une reconnaissance toute particulière à MM. Labbé et Michaux; à ce dernier maître surtout qui s'intéressa à nous et dont les leçons cliniques aussi consciencieuses qu'éclairées nous ont été d'un si grand profit.

Nous gardons le meilleur souvenir de MM. Gombault, Marfan, Bar dont nous fûmes l'élève.

Nous remercions notre ami et camarade Watterwald qui a eu l'obligeance de traduire quelques articles sur le massage parus en Allemagne.

Nous sommes reconnaissant enfin à M. le professeur Panas d'avoir bien voulu accepter la présidence de notre thèse, tout en regrettant que nos occupations ne nous aient pas permis d'assister plus souvent à ses leçons. Nous avons bénéficié cependant de ses hautes connaissances en ophtalmologie à la clinique de M. le docteur Jocqs qui fut son élève et qui, chaque fois qu'il en eut l'occasion, nous développa les théories de son ancien maître.

CHAPITRE PREMIER

Historique.

Dans de remarquables et savantes études sur le massage chez les anciens, M. Costomiris, professeur agrégé à l'école de médecine d'Athènes, nous initie aux pratiques usitées par les Grecs et les Orientaux dans le traitement des maladies des yeux.

Il n'est pas sans intérêt de constater qu'à ce sujet ils en connaissaient autant que les modernes. Même, ils ont été les premiers inspirateurs d'une méthode qui a donné et qui donnera encore, entre des mains expérimentées, des résultats aussi rapides que satisfaisants.

Dans ce travail, nous nous inspirerons des deux auteurs qui ont le plus contribué à l'historique du massage chez les anciens, M. Costomiris et M. le professeur Panas.

Le massage oculaire dérive du massage en général connu et pratiqué de tout temps et qu'Hippocrate définit ainsi, énumérant ses qualités thérapeutiques diverses selon ses divers emplois : « Le massage peut relâcher, resserrer, donner de l'embonpoint, amaigrir. La friction rude peut resserrer, la friction molle relàcher; la friction prolongée amaigrir, la friction moyenne donner de l'embonpoint. »

Galien reprenant ce précepte le commente très heureusement en faisant ressortir les différences de résultat thérapeutique selon la *qualité* du massage : rude ou mou ; et, selon la *quantité* : prolongé ou moyen.

Nous ne le suivrons pas sur ce terrain, pas plus que nous n'insisterons sur les brossages, les frictions faites avec des instruments tels que lime, bouton de sonde cannelée et les curettages : toutes choses qui ont été englobées par les auteurs dans l'histoire du massage.

Pour nous, le massage ne reconnait qu'un instrument, les doigts.

Munis des préceptes généraux d'Hippocrate sur le massage, les Grecs les ont appliqués à la thérapeutique oculaire.

Nous passerons en revue les modes de massage qu'employaient les anciens dans les diverses maladies des yeux et résumerons, à ce sujet, les articles de M. Costomiris et de M. le professeur Panas.

M. Costomiris, en 1888, au congrès français d'ophtalmologie, a indiqué un mode de traitement original, employé à l'époque même d'Hésiode et qui était fort en honneur dans les temples d'Esculape : le lèchement des paupières. Ce traitement s'est perpétué en Grèce jusqu'à nos jours.

Il existe, en effet, des lècheurs de qui on exige certaines qualités : le lècheur qui est un homme et non plus « un chien ou un dragon », doit être bien portant ; sa bouche ne doit exhaler aucune odeur incommodante ; il ne doit pas être atteint d'ozène ; il ne doit pas non plus fumer.

Si on se sert d'une femme, on s'assure avec soin qu'elle n'est pas dans sa période menstruelle.

On prend de préférence une jeune fille ou un jeune garçon

qu'on choisit dans la famille. « Et voyez combien le peuple, sans avoir aucune idée des microbes, s'entoure de précautions. Le lécheur ou la lécheuse, à jeun, se lave soigneusement la bouche et mâche de la rue qui, croit-il, débarrassera sa langue de germes nuisibles, en même temps qu'elle sera d'une réelle utilité pour l'œil malade. Cette opération est faite une fois par jour et chaque séance compte de 10 à 40 reprises. Depuis sept ans, dans plusieurs cas de taies de la cornée, de kératites panneuses et parenchymateuses, d'ulcères chroniques et, dans un cas de kératoconus, ce procédé m'a donné des résultats fort satisfaisants. »

M. Costomiris relate, à ce sujet, une observation intéressante que nous reproduisons :

« Un enfant de 8 ans vient à ma consultation avec une ulcération centrale très étendue. La rupture de la cornée gauche paraît imminente ; je prescris les soins habituels. Six mois après seulement je revois le malade. Il était entièrement aveugle ; à gauche, il ne percevait pas même la lumière concentrée par la loupe ; l'hypertonie était considérable, toute la cornée était transformée en un tissu cicatriciel et l'iris adhérent, la vascularisation de la cornée insignifiante. Je proposai une iridectomie qui ne fut pas acceptée. Devant ce refus, je conseillai de mettre en œuvre le procédé qu'Aristophane raille dans son *Plutus*. La mère de l'enfant se met à la besogne et, dans l'espace d'une semaine, produit un éclaircissement notable de la cornée. L'enfant, au bout de deux mois, compte les doigts à 3 mètres. Sa mère m'a raconté, deux ans après le début de la cure, que son fils peut lire avec l'œil malade et qu'il est complètement guéri par la « méthode du dieu Esculape ».

Le dieu Esculape, lui, ne se servait pas d'hommes, mais de chiens et de dragons. Les temples ne désemplissaient pas et la vogue fut telle qu'Aristophane crut devoir, dans son *Plutus*, la ridiculiser.

On retrouve, gravée tout au long, l'histoire du lèchement par les serpents et les chiens sur des colonnes trouvées à Epidaure.

Plus récemment, dans son livre de voyage, Laffitte raconte qu'un naufrage l'ayant jeté sur la côte d'Afrique, il se trouva au milieu d'anthropophages dont tous les enfants étaient atteints d'ophtalmie grave. Mù par un sentiment de pitié, le voyageur enduisit de miel les paupières des petits malades. Les négresses, friandes de miel, léchèrent à plusieurs reprises les paupières de leurs enfants qui, après quelques jours, furent guéris ou améliorés.

Ce fait nous ayant paru curieux, nous le rapportons sans cependant nous porter garant de son authenticité.

Massage indirect des paupières. — Les anciens massaient l'œil à travers les paupières en se servant de la pulpe du doigt.

Ils pratiquaient ce massage : 1° pour faire cesser les éternuments ; 2° dans un but hygiénique chez les nouveau-nés ; 3° dans la phtisie de la pupille ou de l'œil, état que nous désignons aujourd'hui par les termes de myosis et d'occlusion pupillaire ; 4° dans l'atrophie de l'œil ; 5° dans l'atonie des yeux qui correspondait à ce que nous appelons maintenant asthénopie accommodative et musculaire ; 6° dans la cataracte, pour établir le pronostic, si la vue, après l'extraction, sera recouvrée.

Massage des paupières. — Les anciens frictionnaient la surface externe des paupières et les bords libres : 1° dans la psorophtalmie dont les symptômes correspondent certainement à la blépharite et à l'eczéma palpébral : érosions ou ulcérations surtout vers les *canthus*, démangeaisons, sécheresse ou durcté des paupières ; 2° dans les œdèmes résistants et les indurations des paupières qui accompagnent les anthrax et les ophtalmies chroniques ; 3° dans l'orgelet, la paralysie de la paupière supérieure et des muscles oculaires.

Raclage. — Le raclage se faisait au moyen de substances rudes et se pratiquait sur la conjonctive palpébrale : 1° surtout dans les granulations volumineuses et invétérées qu'on appelait sycoses par analogie avec les graines qui hérissent l'intérieur de la figue (συκα).

Le raclage se faisait aussi au moyen d'un fuseau de bois autour duquel on enroulait de la laine de Millet.

Hippocrate brossait la conjonctive jusqu'à ce que le tarse fût mis à nu et que tout saignement prît fin. Cette surface, ainsi à vif, était d'abord cautérisée au fer rouge, puis enduite d'un onguent à base de cuivre.

Celse distinguait deux formes de granulations ou *aspritudo*. Les unes primitives et subaiguës qui, pour des causes diverses, le plus souvent minimes, s'enflamment, sécrètent et sont pour le malade une source continue de misères ; les autres consécutives à des phlegmasies préexistantes des paupières. Pour les premières, légères, il se contentait de simples lavages astringents ; si elles empiraient, il recourait aux cataplasmes, aux préparations opiacées pour combattre la douleur, puis agissait plus énergiquement au moyen de collyres secs ou liquides. Enfin, quand le malade était arrivé à la période trachomateuse, Celse employait le brossage. Il le faisait au moyen d'une feuille de figuier en se servant du côté rude ou encore s'adressait à la lime ou au scalpel.

Paul d'Egine était un partisan du raclage. Il inventa même, à cet effet, un instrument qu'il appela *blepharoxustron.*

Selon leur mode d'évolution, il divisait les granulations en tarsite, trachome et sycosis. Ce dernier stade correspondait à la période cicatricielle.

Avec Sévère, il y eut une réaction contre le raclage. Cet auteur le rejette absolument et, dans tous les cas, l'accusant de faire envenimer et d'aggraver la maladie. Il préconisait le massage avec le doigt enduit d'une pommade à base de cuivre. Il faut croire qu'il ne ménageait guère les paupières, puisqu'il recommandait de les laver, après la séance, à l'eau froide pour enlever la petite escharre et l'excès de pommade. Le plus grand mérite de Sévère fut de proclamer la *spécificité* de l'ophtalmie granuleuse.

Antyllus s'éleva, lui aussi, contre le raclage même le plus inoffensif, en comparaison de ceux quotidiennement employés : l'onction faite avec le bouton de la sonde glissée au dessous de la paupière supérieure ou sur celle-ci éversée.

Les Arabes copièrent les procédés anciens sans les enrichir de nouvelles méthodes. Il faut en excepter, cependant, Isaac Judœus et Rhazès qui se servirent les premiers d'une curette tranchante.

Et, comme le fait justement observer M. le professeur Panas, les modernes n'ont rien inventé, ils n'ont fait que ressusciter les procédés anciens.

Dans l'historique du massage existe une grande lacune ; car, pour le retrouver à peu près tel que le pratiquaient les Grecs, il nous faut remonter jusqu'à ces derniers temps.

Woolhouse, médecin anglais, traitait en effet, les granulations par le massage. Il se servait d'une brosse faite de brins d'épis de seigle.

Ces épis de seigle avaient le grave inconvénient d'être fragiles et de s'implanter dans la conjonctive ; aussi, Mauchart, élève de Woolhouse, leur substitua-t-il la griffe d'une fougère, appelée prêle, que l'on utilisait pour polir les métaux.

Duddel, après Woolhouse, se fit pour ainsi dire l'apôtre du brossage, le proclamant unique dans le traitement des granulations.

Plattner, lui, proposa les scarifications au bistouri.

Le brossage fut soudain abandonné, battu en brèche par Richter qui revint au traitement par les topiques.

L'intérêt, purement rétrospectif pour nous, du massage chez les anciens, ne doit pas nous faire négliger son étude dans les temps actuels ; car, le massage a conquis, en thérapeutique oculaire, grâce aux bons résultats obtenus, une place importante.

Cette place, il la doit en grande partie aux progrès qu'ont faits de nos jours l'antisepsie et la bactériologie.

M. le docteur Jocqs, au dernier Congrès de médecine de Bordeaux (1895) a fait à ce sujet une communication très intéressante que nous résumons.

Avant les découvertes bactériologiques, la plupart des affections oculaires qui « étaient mises sur le compte *d'états généraux*, comme la scrofule, l'anémie, l'arthritisme ne sont que des lésions locales infectieuses primitives ou inoculées secondairement ».

En effet, ne voyons-nous pas coïncider, chez les enfants, des kératites phycténulaires avec des croûtes impétigineuses de la face et du cuir chevelu ?

N'avons-nous pas le droit d'incriminer cette gourme promenée par les enfants du cuir chevelu dans les yeux et de penser à une auto-infection ?

Ne voyons-nous pas, enfin, la kératite disparaître avec l'affection qui l'a engendrée ?

Cela veut-il dire que l'on ne tienne aucun compte de l'état

général ? Non, car ce serait aller plus loin que notre pensée et nous supposer bien ignorant de l'étiologie de certaines affections oculaires qui reconnaissent pour cause un état général que nous améliorons par des médicaments appropriés en même temps que nous agissons localement.

C'est ainsi que dans les kératites parenchymateuses, pour ne nous occuper que des affections qui cadrent avec ce travail, nous associons le massage au sirop de Gibert et aux frictions mercurielles.

A ce sujet, voici comment s'exprime, fort justement, M. le docteur Jocqs qui fut notre maître : « Certes, il faudra toujours tenir compte du tempérament médical. Je ne veux pas dire — bien que ces mots ne soient pas bien définis — qu'il n'existe pas un tempérament arthritique, un tempérament lymphatique, etc... mais, je veux insister sur ce point, c'est que, quelle que soit la cause générale, nous sommes de plus en plus autorisés à agir localement. »

Agir localement, est précisément le but du massage oculaire soit qu'on veuille produire un simple traumatisme, soit qu'on veuille répandre sur toute la surface du globe oculaire une pommade ou un collyre.

CHAPITRE II

Du massage dans les affections oculaires.

Le massage dans les maladies des yeux a-t-il seulement pour but de répandre sur une plus grande surface le médicament employé?

Non, puisque nous voyons pratiquer dans certaines affections oculaires le massage direct sans le concours d'aucune pommade, ni d'aucun collyre.

Aussi, une division du massage s'imposait.

De tout temps, pour ainsi dire, a existé le massage *médicamenteux* qu'on faisait instinctivement, inconsciemment, chaque fois qu'on introduisait dans l'œil un collyre ou une pommade.

Le massage *simple* et le massage que M. le docteur Jocqs appelle *traumatique* bien qu'anciennement connus, ne furent efficacement employés que depuis quelques années.

En 1872, Donders dans une communication au Congrès international de Londres sur le massage en général, parla aussi du massage oculaire et en fit espérer les plus grands bénéfices. Malheureusement, il borna son appréciation à cette seule déclaration ; car, depuis, il ne publia rien sur ce sujet.

En 1873, Jacob Heiberg fit à la Société de médecine de Christiania une communication sur « le massage dans les affections oculaires », employé notamment dans les irrégularités de la cornée, telles que facettes, saillies et taches.

En 1880, parurent dans le *Centralbat für praktische augenheilkunde*, deux articles, l'un du docteur Just, de Zittau, qui rapporte un cas de guérison d'hypopion par le massage, l'autre du docteur Pedraglia, de Hambourg, qui déclare avoir obtenu par le massage deux guérisons d'épisclérite récente.

Pagenstecker, lui, nous a donné un travail plus complet en ce qu'il a étendu la méthode et l'a expérimentée sur une plus vaste échelle. Ses observations portent plus particulièrement sur les affections de la cornée, de la conjonctive et de la sclérotique.

Les résultats obtenus par cet oculiste décidèrent M. le professeur Panas à entreprendre dans son service de l'Hôtel-Dieu, une série d'expérimentations destinées à fixer la valeur du massage oculaire.

M. le docteur Damalix, alors interne de M. le professeur Panas nous rend compte dans un article paru en 1881 dans les *Archives d'ophtalmologie*, de ses expérimentations. Il s'est conformé exactement à la pratique et au mode opératoire du médecin allemand qui consiste en ce procédé : « On saisit avec le pouce ou l'index la paupière supérieure ou l'inférieure dans le voisinage du rebord palpébral lui-même, on fait des frictions sur le globe oculaire et cela le plus rapidement possible. Il y a deux sortes de frictions : la friction dans le sens des diamètres et la friction circulaire. La première est de beaucoup la plus importante et applicable à la plupart des cas. « Elle consiste à faire la friction du centre de la cornée vers la portion équatoriale du bulbe de l'œil. De cette façon, on ne masse ordinaire-

a.3

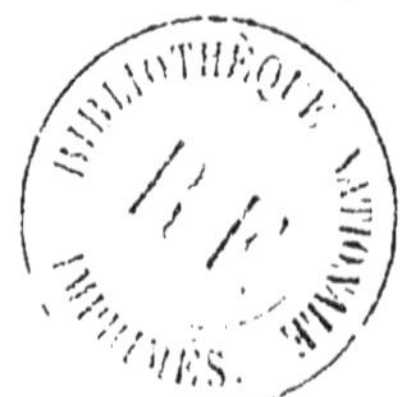

ment qu'un secteur, et en changeant la direction, on peut masser toute la circonférence de l'œil.

« Les frictions doivent être faites rapidement, mais sans pression trop forte sur l'œil. Le doigt suit avec la paupière supérieure les contours du bulbe.

« Quant à la méthode circulaire, elle consiste à faire les frictions sur les limites de la sclérotique et de la cornée. »

Au début, Pagenstecker pratiquait le massage sans médication et sans interposition d'aucune substance liquide ou solide. Plus tard, il y joignit la pommade au précipité jaune et acquit, de ce jour, de si bons résultats qu'il ne cessa depuis d'en faire usage.

Le docteur Damalix se conformant à la méthode de l'auteur employait, suivant les cas, une pommade contenant de 1 à 10 0/0 de précipité jaune avec de la vaseline pour véhicule.

Le docteur Damalix fait suivre son étude sur le massage oculaire de quelques observations. Nous n'en rapportons qu'une, la plus intéressante, car elle montre que le massage n'est pas toujours inoffensif, fait surtout d'une façon continue.

Dans le cas rapporté par M. le docteur Damalix, nous croyons devoir plutôt incriminer la pommade au précipité jaune employée à forte dose, 1 p. 10 que le massage. A la clinique de M. le docteur Jocqs nous ne nous servons que de la pommade à 0,10 pour 10, ce qui nous permet dans les affections oculaires longues à traiter, d'agir longtemps sans avoir à redouter d'accidents.

« M. G..., atteint depuis de longues années d'ophtalmie granulaire avec kératite interstitielle consécutive et soumis déjà à toutes sortes de traitements.

Etat des yeux le 23 février :

Œil gauche : Cornée opalescente dans toute sa totalité permettant de distinguer incomplètement les contours de la pupille. Conjonctives ecchymotiques et comme charnues. Ne peut lire aucun caractère de Snellen.

Œil droit. Même état de la cornée. Tache d'albugo avec une pointe de synéchie irienne. Même chémosis charnu. Pupille indistincte. Tarse fortement gaufré. Ne peut lire aucun caractère, ne peut compter les doigts.

On pratique le massage :

1er mars. Le malade se plaint de quelques douleurs, de chatouillements dans les yeux. La vue est plus troublée que de coutume, dit-il, et il ne peut plus se conduire. Les deux yeux sont un peu congestionnés. On cesse le massage, et dès le lendemain les phénomènes inflammatoires de la veille ont disparu.

Le massage est pratiqué jusqu'au 1er avril avec des reprises successives et à cette époque, l'état de l'œil est le suivant :

Œil gauche. Les paupières sont moins rouges, mais l'état gaufré persiste toujours. La cornée est toujours opalescente, cependant on peut distinguer l'orifice pupillaire. Chémosis persiste. $V = 0,30/6$.

Œil droit : Les caractéres extérieurs de l'œil ne diffèrent pas de ceux du début et la vision est absolument nulle. L'albugo n'a pas été modifié. »

Si on lit toutes les observations rapportées par M. le docteur Damalix, on s'étonne des résultats en somme assez peu brillants qu'il a obtenus. Cela tient à ce que les malades en expérience étaient presque tous d'anciens trachomateux atteints de pannus plus ou moins épais.

Quelques malades cependant, ont bénéficié du massage ; ce qui, dit M. le docteur Damalix : « nous permet d'interpréter favorablement les moyens que nous avons mis en usage et nous donne le droit d'attribuer un rôle curatif important aux frictions de l'œil, ou si l'on veut, au masssge de l'œil ».

Et plus loin : « Pour résumer en quelques mots notre opinion sur cet essai thérapeutique nous dirons que le massage de l'œil est un procédé facile, d'une action rapide, non douloureux et qui peut rendre des services d'autant plus grands dans le traitement des affections de la cornée qu'on aura à faire à des sujets plus jeunes et qu'on associera au massage proprement dit la pommade au précipité jaune et un traitement général reconstituant. »

Nous venons de voir que, jusqu'à présent, les auteurs se sont surtout souciés du massage simple ou médicamenteux. C'est le docteur Costomiris qui a fait les plus grands efforts pour ramener les oculistes à la pratique du massage traumatique.

Ce savant auteur a publié plusieurs travaux originaux à ce sujet.

En 1888, il fait connaître au Congrès français d'ophtalmologie son traitement des granulations par le massage. Nous aurons l'occasion de l'analyser au chapitre que nous consacrerons à l'étude de cette maladie.

En 1889, il adressa à l'Académie de médecine de Paris un très savant mémoire sur les origines du massage. Nous nous en sommes inspiré dans notre historique.

D'autres oculistes, tant en France qu'à l'étranger, se sont depuis occupés de cette question.

En 1888, le docteur Vignes présenta au Congrès français d'ophtalmologie un cas remarquable de guérison de trachome compliqué de pannus par le massage à l'acide borique porphyrisé.

Le docteur Conrard de Dantzig, consacre au massage de

l'œil un important article où il résume tout ce qui a été fait à ce sujet en France, en Angleterre et en Allemagne.

Aucune division rationnelle et méthodique du massage n'avait cependant encore été proposée.

En décembre 1891, M. le docteur Jocqs fit paraître *dans la Revue d'hygiène thérapeutique*, un intéressant article sur le « massage dans les maladies des yeux », où après un aperçu rapide des travaux antérieurs faits à ce sujet il écrit : « Nous voudrions essayer dans ce travail de faire ce qui n'a pas été fait encore, la division nette des différentes variétés du massage de l'œil et d'attribuer à chacune de ces variétés la part qui lui revient dans la thérapeutique oculaire. »

Quelques lignes plus loin, il dit : « Nous diviserons le massage oculaire en trois catégories, suivant la lésion que l'on veut attaquer ou l'effet que l'on veut produire.

1° *Le massage simple.*

Ce massage a pour but d'agir sur l'œil, simplement par la pression, sans employer aucun médicament et sans produire aucune modification apparente immédiate des éléments anatomiques.

2° *Le massage médicamenteux.*

Ici, le massage peut agir aussi simplement par lui-même, mais il est destiné surtout à modifier la lésion, au moyen d'un médicament introduit au préalable entre les paupières. La manipulation de l'œil par le massage permet au médicament d'exercer son action plus longtemps sur une plus grande surface et d'être mieux absorbé. C'est même à ce dernier titre qu'on pourra employer le massage pour les simples instillations des collyres à l'atropine, à l'ésérine et à la cocaïne,

3° *Le massage traumatique.*

Ce dernier mode de massage a pour but de détruire une lésion par un frottement prolongé aidé d'un agent médicamenteux qui agira soit seulement comme corps étranger, soit en même temps comme corps étranger et comme substance antiseptique. »

Il nous semble difficile de définir plus clairement et avec plus de précision le rôle de chacun de ces massages.

Cette division du massage oculaire en trois catégories a été adoptée par les auteurs et est devenue, pour ainsi dire, classique.

Nous l'adopterons à notre tour et la suivrons dans le cours de notre travail.

CHAPITRE III

***

Du massage simple.

***

Dans quels cas doit-on avoir recours à l'un de ces massages?
Quel sera pour chacun d'eux le mode opératoire?

Le massage simple est indiqué pour aider à la résorption de
l'œdème de la conjonctive qui survient dans le cours de certaines conjonctivites bénignes.

On peut l'employer contre les ecchymoses conjonctivales idio-
pathiques ou traumatiques. Dans ces cas très bénins où l'on
voit survenir la guérison facilement et d'elle-même, le massage
n'est pas d'un grand secours.

Le massage simple a été pratiqué contre une affection grave
de l'œil, l'*embolie de l'artère centrale de la rétine*, non sans
succès, puisqu'il existe quatre observations de guérison
publiées récemment à l'étranger.

Wood White a publié l'observation d'un homme de 31 ans
frappé de cécité de l'œil droit à la suite d'une embolie de l'artère centrale de la rétine et chez lequel il a pu constater,
quelques heures plus tard, qu'à la suite d'une pression exercée
sur le globe de l'œil, les vaisseaux rétiniens se remplissaient
de sang. Au bout de deux jours, la vue était rétablie.

Dans un cas de Mules, dans un autre de Hirschberg et dans un troisième de Hilbert, les troubles consécutifs à une embolie d'une des branches de l'artère centrale de la rétine se sont dissipés rapidement à la suite de frictions exercées sur l'œil.

Pour notre part, nous avons totalement échoué avec le massage dans un même cas pris cependant à son début. Aussi, ferons-nous des réserves sur l'efficacité du massage simple dans les embolies de l'artère centrale de la rétine, jusqu'à plus ample informé.

M. le docteur Jocqs a employé, avec succès, le massage simple dans un cas de *blépharospasme*. Il s'agissait d'un individu atteint d'un tic palpébral datant de plusieurs mois. Et, voici, d'après ce même auteur, le mode opératoire dans ce cas particulier : « Le massage doit porter, non seulement, sur le muscle orbiculaire palpébral, mais aussi et surtout sur sa portion orbitaire, ainsi que sur les points d'émergence des nerfs sus et sous-orbitaires : la pression doit être assez forte et marcher de dehors en dedans dans le sens des veinules qui se rendent dans la veine faciale. »

Dans un très intéressant article paru dans la *Gazette des Hôpitaux* (1882), M. le docteur Abadie parle du traitement du *blépharospasme* par le massage forcé du muscle orbiculaire. On n'ignore pas que le blépharospasme est dû à une excitation réflexe des terminaisons sensitives du trijumeau. En effet, si on sectionne les branches sus ou sous-orbitaires de la cinquième paire, le spasme du muscle orbiculaire disparaît.

L'idée du massage forcé du muscle orbiculaire vint à M. le docteur Abadie après la lecture d'un article de M. Vigouroux paru le 21 janvier 1882 dans le *Progrès Médical*, annonçant que M. Wolf guérissait la crampe des écrivains par un procédé à lui. Un mot frappa M. le docteur Abadie dans le *modus operandi* exposé par M. Vigouroux dans le traitement de cette affection.

Il y était question d'une distension plus ou moins forcée, presque d'une élongation des muscles spécialement affectés, combinés à des mouvements plus étendus de l'avant-bras et du membre supérieur tout entier.

M. le docteur Abadie ne tarda pas à avoir l'occasion d'essayer ce mode de traitement sur une malade âgée de 45 ans qui se présenta à sa clinique pour un blépharospasme de l'œil gauche.

Les traitements les plus variés : électricité, injections de morphine, etc., avaient échoué. On proposa à la malade la section du nerf sus-orbitaire. Elle se refusa à toute intervention chirurgicale. C'est alors que M. le docteur Abadie essaya le massage.

« Après avoir enduit de vaseline tout le pourtour de l'œil, je pratique avec les pouces aussi vigoureusement que je le puis la distension forcée du muscle dans un sens rayonné tout autour de l'œil, refoulant la peau et les tissus sous-jacents de l'ouverture palpébrale vers la périphérie. Cette séance de massage qui finit par devenir réellement fatigante pour l'opérateur et le malade dure environ six à sept minutes. »

Le lendemain, un bien notable fut constaté. L'œil gauche est, en effet, presque aussi ouvert que l'œil droit. Le spasme orbiculaire est moins intense. Nouvelle séance de massage d'une durée de dix minutes. Après trois semaines d'un traitement régulier, la guérison semble au moins momentanément assurée. Les paupières s'ouvrent aussi librement l'une que l'autre.

« Un jeune homme âgé de 26 ans, atteint depuis un an d'un blépharospasme monolatéral a été aussi rapidement amélioré et n'est plus revenu au bout de quinze jours, se disant guéri. »

A côté de ces deux succès, le docteur Abadie a échoué chez

une autre malade âgée de 55 ans, affligée depuis longtemps de cette forme « bizarre de blépharospasme double intermittent, qui procède comme par surprises, produisant une cécité momentanée par l'occlusion violente des paupières, puis disparaissant subitement comme il est venu. »

On emploie encore le massage simple pour obtenir la *maturation artificielle de la cataracte*.

On sait, en effet, quelle difficulté on éprouve à extraire complètement un cristallin encore en grande partie transparent et pourtant trop opaque pour permettre une vision suffisante. De Graefe, pour hâter la maturité du cristallin, faisait une discision de la cristalloïde antérieure quelque temps avant l'extraction. Ce procédé est plus rapide que le massage. Nous l'avons vu employer avec succès à la clinique de notre maître, M. le docteur Jocqs, et nous croyons, avec lui, qu'il doit primer le massage.

Le massage, pour obtenir la maturation artificielle de la cataracte, est tout à la fois simple et traumatique. Simple, parce qu'au massage ne s'ajoute aucun médicament; traumatique parce que le but est d'arriver, par de petits chocs, à activer l'opacité du cristallin.

Forster, lui, imagina d'amener l'opacification des couches antérieures du cristallin par le massage. Pour agir directement sur la cornée, il vidait la chambre antérieure. Les résultats qu'il obtint et ceux qu'enregistrèrent ses imitateurs furent satisfaisants. Deux conditions, cependant, doivent se réaliser pour arriver à un succès : 1° le massage doit être léger, sous peine d'amener une déchirure du ligament suspenseur, ce qui rendrait l'extraction dangereuse ; 2° la présence d'un noyau opacifié est très utile pour que les couches corticales se trouvent comprimées pendant le massage entre deux corps résistants.

Dans sa séance du 12 juin 1890, la Société ophtalmologique

du Royaume-Uni a discuté sur les différents procédés de maturation artificielle des cataractes non mûres.

Mac-Hardy y fit un brillant plaidoyer en faveur du procédé de Förster qui, sur 100 yeux opérés par ce procédé, n'a observé la perte totale de la vue que 3 fois.

Hill Griffith, répondant à Eales, qui n'a eu qu'à se louer d'avoir employé le procédé de Förster, dit que dans 28 cas où il a pratiqué le massage du cristallin en introduisant une cuiller d'argent dans la chambre antérieure à travers la plaie iridienne, 13 fois l'opération est restée sans résultat et 1 fois il s'est produit une luxation du cristallin. Aussi, l'auteur croit-il l'opération inutile dans tous les cas où l'opacité ne possède pas une tendance naturelle à la progression.

Voici, résumées, quelques opinions de médecins étrangers, au sujet du massage dans la maturation artificielle de la cataracte.

Jackson, de Philadelphie, recommande de faire une ponction de la chambre antérieure, ponction que l'on fait suivre d'un massage de la cornée. La ponction a pour but de rendre plus efficace le massage de la cornée en supprimant un milieu, le massage ainsi est plus direct.

Bethman, de Chicago, recommande le massage direct de la cristalloïde antérieure avec une spatule.

Tathan-Thompson relate l'histoire de quatre opérations : trois fois le résultat fut bon ; dans un cas, le cristallin s'opacifia progressivement pendant quatre semaines et ensuite s'éclaircit au point de permettre la lecture des caractères d'impression ordinaires.

White considère comme dangereuse l'extraction d'une cataracte tant soit peu incomplète. Pour produire la maturation complète, cet auteur fait le massage du cristallin à travers la cornée à l'aide d'une curette en écaille après avoir vidé la chambre antérieure par une paracentèse cornéenne. Pour éviter la réaction inflammatoire qui pourrait survenir après cette opération, White fait une application immédiate de la glace et instille dans l'œil quelques gouttes d'atropine.

Entrer dans la discussion de ces divers procédés et dans leur choix serait sortir du cadre de notre travail. A l'égard du massage dans la maturation artificielle de la cataracte, nous n'avons personnellement aucune expérience ; cependant nous croyons pouvoir signaler à ce mode de traitement : paracentèse de la chambre antérieure, massage ensuite, un grave inconvénient : la fréquence des ponctions qu'on est obligé de faire le liquide de la chambre antérieure se reformant presque aussitôt.

Comment le massage simple doit-il se faire?

Il y a deux façons de masser l'œil, soit en agissant directement sur la cornée et la conjonctive, soit par l'intermédiaire des paupières. Le premier mode est peu employé, bien que très vanté par M. le docteur Costomiris, d'Athènes. Pour notre part, nous n'avons jamais eu à le pratiquer.

Quant au second mode, nous en avons donné la description plus haut, en l'empruntant, mot pour mot, à Pagenstecher qui, dans la matière, fait autorité.

Avec M. le docteur Jocqs, nous ferons remarquer qu'on doit se méfier des mouvements très rapides exercés sur la conjonctive et la cornée, surtout lorsque l'intervention sera de longue durée. Aussi, dans ces cas, importera-t-il de modérer la rapidité du massage.

Pagenstecher ne semble pas donner à la méthode circulaire une extrême importance, il ne fait que la noter. Et, pourtant, elle est excellente pour les massages médicamenteux, car elle permet d'agir, en tous sens, sur la lésion.

Nous la recommandons particulièrement, nous appuyant sur ce fait physiologique que la cornée, quand les yeux sont fermés, est attirée en haut. On peut facilement s'en rendre compte. Si, en effet, nous fermons les yeux et si nous les explorons avec la pulpe du doigt, nous sentons la cornée sous la paupière et la faisons rouler comme une bille.

Donc, si nous massons au niveau de la fente palpébrale, nous n'agissons pas sur la cornée, mais sur la conjonctive.

CPAPITRE IV

Du massage médicamenteux.

Si le massage simple a donné des résultats satisfaisants, le massage médicamenteux, *a fortiori*, doit-il agir plus efficacement encore, puisqu'on lui adjoint un médicament approprié à la lésion que l'on veut combattre.

Le massage médicamenteux trouve son emploi dans la *conjonctivite* et la *kérato-conjonctivite phlycténulaire*, dans le *catarrhe printanier* rebelle à tant de traitements et qui a découragé par sa résistance désespérante tant de praticiens.

Les quelques cas que nous avons observés et traités se sont fort bien trouvés du massage à la pommade au précipité jaune.

On en pourra lire plns loin les observations.

En octobre 1880, M. le docteur Darier communiqua à la Société d'ophtalmologie de Paris un cas de catarrhe printanier rapidement guéri par le massage à la lanoline hydrargyrique. Cette communication causa sur la plupart des auditeurs une émotion voisine du scepticisme.

Pour les *conjonctivites* : conjonctivites simples, conjonctivites catarrhales aiguës, nous nous servons de nitrate d'argent au 1/100, ce qui nous permet de n'en pas trop ménager l'emploi ; puis, très légèrement, nous massons pour répandre le collyre sur toute la surface de la conjonctive.

Le massage médicamenteux est d'une grande utilité dans les *ulcères de la cornée*, suites de kératites phlycténulaires. Au préalable, il importe d'obtenir l'anesthésie avec la cocaïne, afin de pouvoir exercer sur cette membrane ulcérée des frictions assez prolongées sans provoquer la moindre douleur. Ces frictions qu'on fera circulaires, pour ne pas dépasser inutilement les limites de la cornée, auront un double effet : d'abord, elles détergeront la surface de l'ulcère, la débarrasseront des détritus grisâtres qui la recouvrent et libéreront ses bords de cette pellicule décollée sous laquelle séjournent de nombreuses colonies de microbes. Ensuite, ces frictions, après avoir rendu nette la surface de l'ulcère, la mettront d'une façon plus profitable en contact avec les agents antiseptiques employés.

Il serait peut être intéressant de relater, à propos du massage dans les ulcères de la cornée un accident que nous avons eu à la clinique de M. le docteur Jocqs, accident qui pourrait être une contre-indication du massage dans certains ulcères de la cornée.

Adrien P..., 25 ans, carreleur, vient nous trouver à la clinique le 20 mars 1896 pour un ulcère profond de la cornée greffé sur une ancienne cicatrice. On a gratté légèrement le fond et les bords de l'ulcère avec un tampon d'ouate imbibé de sublimé au 1/100. On a commencé après le massage à la pommade au précipité jaune. Le 23 mars, nous avons constaté une amélioration.

Le 8 avril, à notre grand étonnement, nous constatons une perforation de la cornée. On voit un petit pertuis suffisant pour laisser filtrer l'humeur aqueuse, mais insuffisant pour permettre à une hernie de l'iris de se produire.

Devons-nous incriminer l'ulcère ou bien le massage ? Dans l'incertitude où nous nous trouvons, nous déconseillerons le massage dans les ulcères profonds de la cornée.

Le massage médicamenteux a une action curative non discutable dans la kératite interstitielle, grâce à l'absorption du mercure par la surface kérato-conjonctivale.

On n'ignore pas, en effet, que l'œil est un des organes qui absorbent le mieux et le plus vite. Qui ne connaît l'expérience de Gosselin qui retrouva, quelques secondes après une instillation d'atropine, la présence de ce liquide dans la chambre antérieure.

Le massage active l'absorption et, nous en avons pour preuve une observation fort curieuse de M. le docteur Jocqs : « Une femme vient nous consulter pour une iritis à hypopion. En même temps que les instillations d'atropine, nous lui faisions tous les jours un massage prolongé de l'œil avec la pommade à l'iodoforme. L'hypopion guérit rapidement ; mais, après quelques jours de ce traitement, il survint une éruption érythémateuse sur tout le corps que nous n'hésitions pas à attribuer à l'absorption de l'iodoforme. Pour n'avoir pas de doute, nous adressâmes cette femme à l'hôpital Saint-Louis où le diagnostic fut confirmé. »

Dans une communication faite à la Société française d'ophtalmologie, le 7 mai 1890, M. le docteur Grandclément rend compte de cinq cas de guérison obtenus par le massage dans la kératite parenchymateuse. Deux des malades traités étaient âgés de 20 ans, jouissant d'une bonne constitution et ne présentant aucune tare physiologique. Uniquement par le massage fréquemment répété des deux globes, ils ont guéri en quarante deux jours. Les trois autres, âgés de 17 ans, 19 ans, 26 ans, présentaient quelques signes non équivoques de lymphatisme, c'étaient probablement des hérédo-syphylitiques. Par le massage ils ont guéri en quatre-vingt-dix jours. — « Or, chacun connaît la durée interminable de ces affections, même lorsqu'elles ne paraissent pas dériver de la syphilis héréditaire comme chez nos deux premiers malades. »

Voici comment procédait le docteur Grandclément : « Toutes les deux heures, pendant six jours, on instille une goutte de cocaïne dans l'œil, cinq minutes après, quelques gouttes de vaseline phéniquée, puis l'on frictionne vivement le globe de l'œil, pendant dix minutes, à travers les paupières. Sous l'influence de ces manœuvres répétées et prolongées, l'on ne tarde pas à voir la cornée se vasculariser, puis s'éclaircir rapidement de la périphérie au centre. »

Dans la *Presse médicale belge*, M. le docteur Klein, s'inspirant des résultats obtenus par le docteur Pagenstecker, un des promoteurs du massage oculaire, conseille ce traitement dans les inflammations chroniques de la partie antérieure de l'œil où il a pour but de faire résoudre les anciens exsudats inflammatoires. Le massage oculaire est donc indiqué dans les taies de la cornée, le pannus cornéen, la conjonctivite phlycténulaire, le catarrhe printanier et dans les cas de sclérite et d'épi-sclérite.

Ce massage, dit le docteur Klein, consiste dans des frictions douces de l'indicateur ou du pouce. Elles ont pour but de faire glisser rapidement la paupière supérieure sur le globe oculaire ; pour faciliter ces mouvements, on peut introduire dans le cul-de-sac conjonctival un peu de vaseline ou de pommade au précipité jaune.

D'après le docteur Klein, l'action du massage s'expliquerait par son influence sur les nerfs vaso-moteurs et par la dépression des vaisseaux sanguins et lymphatiques qui deviennent ainsi plus aptes à la résorption d'anciens exudats.

Le docteur Klein a traité par le massage un cas d'épisclérite aigüe, un cas de conjonctivite phlycténulaire, un cas de kératite parenchymateuse diffuse et un cas de catarrhe saisonnier. Les deux yeux étaient atteints. Les résultats obtenus furent très favorables.

Outre ces affections, le docteur Klein croit que le massage oculaire peut être employé efficacement contre les affections douloureuses, contre celles qui sont accompagnées d'une augmentation de la tension intra-oculaire comme, par exemple, dans le glaucome chronique ou le glaucome hémorrhagique.

Nous ignorons s'il existe des observations ou si des expériences ont été faites à ce sujet, aussi mentionnons-nous cette opinion du docteur belge à titre de simple renseignement.

Le docteur Klein termine ainsi sa communication : « Quoi qu'il en soit, le massage n'est pas douloureux, il n'est jamais dangereux. »

Un cas de perforation de la cornée, rapporté par nous, infirme ce jugement un peu trop exclusif. A part les quelques cas contre-indiqués, qu'on trouvera à la fin de notre travail, on peut dire, en thèse générale, que le massage pratiqué avec circonspection n'est jamais dangereux.

M. le docteur Baldinger cite un cas très intéressant de traumatisme chimique du globe et des paupières, qui avait causé une opacité complète de la cornée et qu'améliora le massage. Voici, résumée, cette observation :

On instilla, par mégarde, dans l'œil d'une femme de 60 ans, quelques gouttes d'une solution concentrée de nitrate acide de mercure. Douleurs horribles, chémosis intense. Lavage à l'eau chaude et instillation, pendant trois jours, d'une forte solution de cocaïne dans l'huile de ricin. Ce ne fut que le quatrième jour que l'exploration de l'œil, au moyen d'un écarteur, fut possible. On constata l'opacité complète de la cornée. Au moyen du massage à l'aide de la pommade à l'oxyde jaune 1/100 qui fut appliqué à partir du neuvième jour, la cornée s'éclaircit graduellement et l'acuité remonta de 0 à 20/70.

Le docteur Whitehead, de Londres, déclara avoir obtenu de grands succès par l'application du massage dans les cas de troubles cornéens, de blépharites et d'ulcérations chroniques de la cornée. Dans un cas d'iritis syphilitique avec exsudation. pupillaire des deux yeux, le massage produisit une résorption presque complète des exsudats pupillaires, tandis que le mercure avait été appliqué inutilement pendant des mois L'acuité qui avait été de 6/24 et /18 avant le massage devint égale à 6/12 et 6/6.

Voici le procédé opératoire de ce praticien : « J'emploie pour le massage le procédé suivant : après avoir attiré en bas la paupière inférieure, j'introduis une petite quantité de pommade jaune dans le cul-de-sac pour lubréfier l'œil. Après avoir réparti la pommade sur toute la surface de l'œil par une douce pression sur les paupières fermées, le pouce ou l'index frotte régulièrement en passant du côté nasal vers le côté temporal et en faisant des mouvements circulaires. La séance dure deux minutes et, après quelques jours, on peut faire deux séances par jour. Les yeux irrités ne supportent pas bien ce traitement. »

M. le docteur Conrard Dantziger, dans *Grœfes Arch. für opht.* traite du massage dans les maladies des yeux. Après avoir passé en revue tout ce qui a été fait à ce sujet chez les anciens et de nos jours, l'auteur entre au cœur même de la question et parle de la technique particulière du massage de l'œil. Faut-il masser à sec ou avec une pommade médicamenteuse ou un collyre? Heirralth, dit l'auteur allemand, fit toujours masser avec une pommade. Pedraglia, Carré laissèrent la pommade de côté et massèrent à sec. Damalix, Schenkl employaient toujours pour masser une pommade, et Pagenstecker abandonna le massage à sec qu'il avait d'abord employé, pour ne plus se servir que du massage médicamenteux.

Les raisons de Pagenstecker pour l'emploi d'une pommade dans le massage de l'œil sont « simples et plausibles » : les manœuvres du massage sont plus douces et peuvent être mieux supportées quand le bulbe est légèrement humecté; de là, il suit clairement aussi que l'efficacité de certaines pommades est augmentée par l'emploi qu'on en fait combiné au massage.

L'auteur fait suivre sa communication de plusieurs observations. Nous lui en empruntons une :

T. Warschun, 25 ans. Scrofuleux. Sur l'œil gauche, qui, le premier, fut atteint, existent, depuis environ huit ans, des taies de la cornée qui, se produisant dans les quatre dernières années, ont amené, toutes les trois ou quatre semaines, de légères inflammations cornéennes, lesquelles affaiblissent d'une façon constante l'acuité visuelle de l'œil.

Les taches cornéennes de l'œil droit existent depuis un an.

25 juin 1884. Etat. OEil droit : sur la cornée, à environ 2 millimètres en bas et en dehors du centre, se trouve une tache gris-blanc, légèrement transparente, large d'environ 1 millimètre de droite à gauche, haute d'environ 2 millim. 1/2; vers l'intérieur, à 1/2 millimètre du centre de la cornée, existe une opacité ponctiforme grisâtre.

OEil gauche : la cornée, dans sa moitié inférieure, est fortement opaque dans une étendue d'environ 3 millimètres de droite à gauche et de 2 millimètres de haut en bas ; la moitié supérieure de la cornée est le siège d'une opacité diffuse, légèrement grise, d'un diamètre de 3 millimètres.

Vision, 25 juin 1884. OEil droit = 2/4 (presque 2/3) (Snellen).
OEil gauche = 20/200 (Snellen).

Même jour, massage.

20 juillet 1884. Cornée droite : la tache qui siège en bas et en dehors est remarquablement éclaircie à la périphérie. La tache ponctiforme n'a pas changé. — Cornée gauche : état stationnaire. Vision OD = 2/3 OG = 20/200.

On continue le massage.

OD. — Tache complètement éclaircie. Taie ponctiforme non améliorée.

OG. — Pas d'amélioration sensible.

16 octobre. — OD. = V = 1.
OG — Même état.

M. le docteur Costomiris emploie le massage à travers les paupières dans l'ophtalmie phlycténulaire et se sert de poudre impalpable comme la poudre de calomel, de sucre candi, d'acide borique et les poudres anciennes d'os de seiche, de pierre ponce, de perles, d'écailles d'œufs qui sont « aussi efficaces que celles de calomel » ; ce qui « démontre que dans les maladies non infectieuses c'est l'agent mécanique qui guérit surtout et non les topiques. »

Dans les cas chroniques, opiniâtres et récidivants et surtout dans ce qu'on appelle le *pannus scrofuleux*, M. le docteur Costomiris s'adresse de préférence au massage direct de la conjonctive et de la cornée avec l'acide borique ou avec une poudre indifférente ou, au besoin, avec une pommade.

Le même auteur pratique utilement le massage dans l'ophtalmie purulente : « Dans le plus grand nombre de cas, la sécrétion purulente disparait dans l'espace de 2 à 6 jours et il ne reste qu'à traiter l'engorgement des papilles et la maladie de la cornée, s'il y en a eu. Dans un cas de conjonctivite purulente très intense, mais sans complication cornéenne que j'ai soumis le 3 mai 1888, dans la clinique de M. Landolt au traitement par le massage à l'acide borique, l'effet était éclatant ; la sécrétion purulente a disparu complètement après une seule séance de massage ; et dans quatre séances journalières, la malade a été complètement guérie et sortit de la clinique.

Mêmes résultats dans la conjonctivite « croupale diphtérique ». Il convient de citer dans le texte la communication de M. le docteur Costomiris : « Quinze cas de conjonctivite diphtéritique et 42 cas de conjonctivite croupale furent traités par le massage à l'acide borique, suivi des instillations de nitrate d'argent.

L'exsudat croupal et diphtérique disparaît le plus souvent dans les 24 heures et il n'y revient plus ; l'infiltration énorme de la conjonctive se résorbe peu à peu ; et on sauve la cornée si elle n'était pas complètement détruite auparavant ; l'affection cornéenne s'arrête et une restauration quelquefois incroyable s'effectue, comme il est arrivé dans un cas très grave et tout à fait désespéré de conjonctivite diphtéritique, traité par ce procédé dans la clinique de M. Landolt.

Voici l'historique de ce cas : « M. Ponsot, âgé de 50 ans, est entré dans la clinique le 14 avril 1888. Le 3 mai, jour où nous avons commencé le massage à l'acide borique, l'état du malade était tout à fait désespéré ; les paupières supérieures trop gonflées et difficiles à renverser ; les paupières inférieures ectropionnées avec la conjonctive trop infiltrée et couverte d'escarres diphtéritiques ; la conjonctive bulbaire aussi, surtout tout autour du limbe, épaisse et fortement injectée, cornée droite perforée en bas avec prolapsus de l'iris et tout à fait blanche, couverte de débris nécrosés : cornée gauche aussi totalement blanche, mais sans perforation ; le malade est tout à fait aveugle.

Vingt-quatre heures après la première séance du massage

conjonctival, cornéen et externe à l'acide borique, l'exsudat diphtérique a disparu sans reparaître et le malade distingue les doigts. Dans l'espace de dix jours, l'infiltration énorme de la conjonctive et des paupières a presque disparu, la restauration de la cornée très avancée et la vue améliorée. Après un mois de massage journalier, les ulcérations cornéennes ont été restaurées avec des taies insignifiantes vu la gravité de l'affection et le malade pouvait se conduire seul. »

A propos du massage médicamenteux, une question très importante se présente d'elle-même à l'esprit.

Est-ce le massage lui-même qui guérit ou l'acide borique, les pommades et les autres topiques, ou enfin la combinaison du massage avec les antiseptiques ?

M. le docteur Castormiris, dans un mémoire lu à l'Académie de médecine de Paris, le 10 septembre 1880 et déjà signalé par nous, répond d'avance à cette objection.

Pourquoi, dit en substance cet auteur, si le massage favorise la résorption, la nutrition, la reconstitution des éléments, le tournus des tissus, l'innervation, la vitalité, ne peut-il pas effectuer à lui seul par exemple, la résorption des granulations et la destruction des microbes pathogènes ?

Et d'abord, M. le docteur Costomiris invoque l'action mécanique qui, pense-t-il, doit avoir les mêmes effets sur les microbes trachomateux que sur les champignons qui poussent sur les troncs des arbres et qu'on détruit en les frottant.

En outre, l'organisme est armé contre les micro-organismes et, c'est entre lui et ces éléments nuisibles une lutte incessante. C'est l'opinion qu'émettait M. le professeur Panas au Congrès français d'ophtalmologie en 1888. Dès lors, on comprendra que, si par le massage on éveille cette puissance défensive, l'organisme est plus à même de lutter et de vaincre.

M. le docteur Costomiris n'assigne pas seulement au massage de l'œil un effet local, mais général par action réflexe et qui se traduirait selon les individus par des phénomènes remarquables : frissons, horripilations, sensation d'un courant chaud et très agréable qui parcourt tout le corps, transpiration, sueurs au front ou générales, éternuement, dyspnée, mouvements voluptueux chez les hommes et chez les femmes, etc.

Par curiosité, nous nous sommes livré à une petite enquête à ce sujet auprès des malades en cours de traitement : l'impression générale est que le massage les laisse totalement indifférents, ne produisant sur leur organisme ni sensation désagréable, ni sensation voluptueuse.

Ce même auteur, dans son enthousiasme pour le massage, va jusqu'à le faire bénéficier des roses couleurs et de l'embonpoint qu'on voit succéder à la pâleur, à l'anémie, à la cachexie des granuleux en cours de traitement. M. le docteur Costomiris explique cette transformation d'un côté par « l'élévation de l'état psychique », d'autre part par « l'excitation réflexe de toutes les fonctions de l'organisme. »

Quelques faits serviront mieux, croyons-nous, la cause du massage que des théories ingénieuses et voici ceux que rapporte M. le docteur Costomiris : « J'ai soumis un nombre de malades au massage sans aucune autre médication ; je frottais les uns tout simplement avec le doigt bien propre, en me lavant avec de l'eau chaude ; les autres avec une poudre impalpable de sucre et les autres avec une poudre de l'os de la seiche. La durée du traitement était la plus longue chez les premiers, moins longue chez les seconds, et la plus courte chez les derniers. En résumé, c'est donc la combinaison des antiseptiques qui, tout au moins, empêchent la prolifération des microbes et du massage, qui met en activité toutes les fonctions et les forces locales et générales, qui contribue à la guérison des granulations » et, ajouterons-nous, des autres affections oculaires qui relèvent du massage médicamenteux.

A propos du rôle du massage, voici ce qu'écrit un autre auteur, M. le docteur Mirséjevitch : « Le massage corrige la circulation d'une façon mécanique, il entrave le développement des colonies microbiennes ; favorise la résorption des produits inflammatoires et facilite d'une façon purement mécanique l'élimination des sécrétions des nombreuses glandes conjonctivales participant à toutes les inflammations de la conjonctive ; après le traitement par le massage, les récidives, aussi bien que les exacerbations de la maladie se reproduiront plus rarement ou à de plus longs intervalles. »

Pour M. le docteur Berne — opinion rapportée par M. le docteur Parenteau — le massage agit non seulement sur le muscle considéré dans son ensemble, mais exerce aussi une action propre sur la fibre musculaire dans laquelle il provoque les contractions fibrillaires dues à la force idio-musculaire. Son action mécanique suffit à provoquer des contractions sans qu'il soit nécessaire d'invoquer l'intervention du système nerveux, grâce aux simples déplacements moléculaires qu'il fait naître au sein des fibres musculaires. Cette contraction due à l'action purement mécanique du massage est cependant favorisée et augmentée d'une façon indirecte par l'intermédiaire du système nerveux et par la suractivité de la circulation.

Pour MM. Parenteau et Berne, l'action la plus nette, la plus franche et la plus constante du massage serait son action sur la circulation. Il combattrait la stase veineuse, les pressions exercées sur les parois des veines, hâtant leur déplétion. La tension veineuse diminuant, la circulation artérielle se trouve facilitée d'autant ; la circulation étant plus libre, l'absorption reçoit une impulsion nouvelle d'où transformation et disparition des exsudats épanchés.

M. le docteur **Parenteau** a basé sa théorie sur quelques résultats « véritablement surprenants obtenus dans l'épisclérite, les iridochoroïdites et surtout dans les troubles diffus du corps vitré. » Au sujet des troubles diffus du corps vitré guéris par le massage, voici l'explication que ce praticien en donne : « Tout le monde sait combien est lente et difficile la résorption de ces troubles au sein d'une substance vitreuse dépourvue de vaisseaux. Le massage, en activant de proche en proche la circulation en retour de la choroïde avoisinante, amène une augmentation de l'absorption interstitielle ; les produits pathologiques se trouvent peu à peu dissociés, brassés et la multiplication de leurs points de contact avec les parois des veines et des vaisseaux lymphatiques amène forcément une diffusion plus rapide de ces substances dans la lymphe et dans la circulation générale. »

Dans une communication faite à la Société française d'ophtalmologie le 9 mai 1895, ce même auteur traite du massage oculaire. Après avoir adopté la division de M. le docteur Jocqs, il passe en revue les différentes sortes de massage. Voici ce qu'il dit du massage médicamenteux : « C'est un procédé généralement inoffensif et que, pour ma part, j'emploie et recommande fréquemment chez les petits malades atteints de kérato-conjonctivite phlycténulaire. Des frictions légères et répétées durant quelques minutes sur le globe de l'œil ont pour effet de mieux faire pénétrer les pommades introduites entre les paupières et d'amener, en même temps, une décongestion plus rapide des vaisseaux hypérémiés.

Si, concurremment à la kérato-conjonctivite phlycténulaire, il existe une ulcération cornéenne, M. le docteur Parenteau s'oppose absolument au massage. Nous avons rapporté, plus haut, une observation à ce sujet et conclu dans le même sens que cet auteur.

M. le docteur Parenteau n'a pas eu seulement à se féliciter de l'emploi du massage médicamenteux dans les kérato-conjonctivites phlycténulaires, mais aussi dans les iritis et les irido-choroïdites. Dans les formes simples ou spécifiques, il se servait des pommades à base de mercure; et, dans les formes rhumatismales, des pommades à base de teinture de colchique. « J'ai obtenu des détentes généralement très rapides et j'ai pu observer que les synéchies cédaient beaucoup plus facilement à l'atropine lorsqu'à ces instillations mydriatiques on joignait le massage. »

Quel est, maintenant, le *modus operandi*?

Il varie un peu avec les auteurs et aussi avec les affections à traiter. La description donnée par Pagenstecker et que nous avons reproduite est, je crois, la meilleure et la plus usitée.

Voici comment pratique M. le docteur Parenteau : « Dans les cas où les doigts suffisent, j'agis généralement ainsi qu'il suit: l'index ou le médius de la main gauche servant de point d'appui et se déplaçant selon les différentes régions massées, je pratique avec la pulpe de l'index de la main droite des manipulations allant du simple effleurement jusqu'à la pression forte. S'il s'agit d'un trouble cornéen ou irien, les massages sont faits suivant les rayons d'un cercle ayant le milieu de la pupille pour centre. J'y joins concurremment des mouvements circulaires de plus en plus étendus. Pour les altérations musculaires, le massage, on le comprend, devra être fait selon le sens du muscle et consistera soit en tapotements au niveau des tendons, soit en effleurages plus ou moins accusés le long du muscle en procédant toujours du centre à la périphérie. »

Pour notre part, dans les affections qui nécessitent un traitement assez long, nous nous servons de la pommade au précipité jaune 0,10 pour 10, ce qui nous permet d'agir longtemps sans accidents.

Au moyen d'un pinceau, nous prenons de la pommade et, avec l'index et le pouce de la main gauche ouvrant les deux paupières, nous appliquons le pinceau sur la cornée et le faisons essuyer par les paupières au moment où elles se referment. Avec la pulpe du pouce de la main droite, nous massons circulairement ou horizontalement selon que nous désirons répandre plus ou moins loin le médicament. Cinq minutes de massage suffisent, en général.

D'autres fois, dans les cas de taies de la cornée, nous employons la poudre de calomel. Le procédé est des plus simples. Nous trempons un pinceau dans la poudre de calomel de façon que les barbes en retiennent une certaine quantité. Comme précédemment, nous écartons les paupières et secouons le pinceau au niveau de la cornée. Les paupières étant refermées, nous massons quelques instants.

CHAPITRE V

Du massage traumatique.

Il nous reste à parler du massage traumatique, très important, vu son emploi contre deux graves affections de l'œil : les
granulations de la conjonctive et les taies de la cornée.

Tout l'honneur du traitement des granulations par le massage revient à M. le docteur Costomiris dont le mémoire, lu à
l'Académie de médecine de Paris le 10 septembre 1889, enthou-
siasma beaucoup d'oculistes qui mirent en pratique les leçons
de cet auteur.

M. le docteur Costomiris pratique, dans les cas de granulations, le massage direct de la conjonctive, et dans les cas de
pannus le massage direct de la cornée.

Ce praticien aide le massage avec la poudre de sucre, l'os de
la seiche qui jouent le même rôle que les feuilles de figuier chez
les anciens ; mais de ces substances rudes, celle qu'il préfère est
la poudre d'acide borique.

« Ce procédé, dit M. le docteur Costomiris, n'a pas le but de
racler, d'écraser, de faire l'expression de granulations, ni de
rompre les vaisseaux engorgés, mais de régulariser la qualité

et la quantité des éléments des tissus, la circulation, l'innervation, en un mot d'activer le tonus des tissus et de favoriser
la résorption de tous les tissus morbides qui altèrent leur constitution normale. Mais, si tout en appliquant la friction appro-
priée à la maladie et à l'individu, on rompt quelques vaisseaux
ou l'on écrase quelques granulations molles ou dégénérées, cela
ne peut avoir aucun inconvénient ; au contraire, il favorise la
guérison, mais il faut éviter, à tout prix, le broiement des tissus dans le but de faire l'expression des granulations ou de
faire saigner la conjonctive. »

M. le docteur Costomiris relate quelques observations où ce
procédé de *douceur* lui a donné les meilleurs et les plus écla-
tants résultats. A lire attentivement les lignes citées plus haut
on est en droit de supposer qu'il s'est adressé quelquefois à une
méthode plus rude. Ne parle-t-il pas, en effet, de granulations
écrasées, de vaisseaux rompus ? Pour notre part, nous sommes
persuadés que cette méthode, plus brutale que celle qu'il préconise, lui a valu le plus grand nombre de ses succès.

Que doit être le massage dans le traitement du trachome ?

Le massage, dans le traitement du trachome, doit être en
même temps *traumatique* et *médicamenteux*. Nous nous expli-
quons : Traumatique, pour détruire ou du moins mettre à nu
la partie saillante des granulations ; médicamenteux pour agir
sur leur élément infectieux. La nature microbienne du trachome est admise par presque tous les auteurs ; cependant,
l'agent spécifique de cette affection est encore inconnu et reste
à trouver. De tous les microorganismes qui ont été rencon-
trés, et ils sont nombreux, aucun, en effet, ne peut être considéré comme la cause réelle de cette maladie si tenace.

Le massage médicamenteux avec un agent antiseptique
puissant servira à agir, non seulement sur la granulation elle-

même, mais aussi à faire absorber à la muqueuse une partie de la substance employée.

Cette absorption pourra se faire d'autant plus facilement et exercer une action d'autant plus efficace que le tissu de la granulation communique avec les vaisseaux lymphatiques.

Il ressort, en effet, des recherches de M. le docteur Villard (Anatomie pathologique de la conjonctivite granuleuse. Thèse de Montpellier, 1896), que les vaisseaux lymphatiques s'ouvrent dans la granulation. De sorte que si le trachome est réellement un produit microbien ; il semble qu'il ne soit pas suffisant d'agir sur la granulation elle-même, mais qu'il soit indispensable d'agir aussi sur les lymphatiques qui y aboutissent.

Elève de M. le docteur Jocqs, nous avons appris de lui une méthode de massage de la conjonctive qui, pour être moins douce que celle préconisée par le savant professeur d'Athènes, ne donne pas moins d'excellents résultats.

Quand un granuleux se présente à la clinique — les cas, à Paris, sont assez rares, et, nous n'avons eu la bonne fortune que d'en rencontrer un — nous le faisons coucher sur le lit d'opération — c'est la position la plus commode et pour l'opérateur et pour le malade — nous renversons la paupière supérieure et promenons sur toute sa surface et jusque dans le cul-de-sac un tampon imbibé de cocaïne. Pour que l'anesthésie soit complète, nous laissons en place ce tampon pendant trois à quatre minutes.

En général, ces quelques minutes suffisent pour insensibiliser suffisamment la conjonctive et nous permettre de la malaxer dans tous les sens et d'user d'elle — qu'on nous pardonne l'expression — comme d'un chiffon. Un doigt, le pouce en général, suffit à masser. On l'imbibe d'une solution de sublimé, puis on le plonge dans la poudre d'acide borique porphyrisé et la friction commence.

Le massage doit être aussi rude que le malade peut le supporter et durer deux ou trois minutes, sans s'effrayer du sang qui, presque immédiatement s'écoulera avec abondance. Peu à peu, votre doigt qui, au début, agissait sur une surface rugueuse, sentira une surface plus douce, plus lisse, preuve évidente que le massage a écrasé les granulations. On doit, au cours de l'opération, tremper fréquemment son doigt dans la poudre d'acide borique. On arrêtera le massage aussitôt que le malade souffrira.

Avec une solution de sublimé on lavera la surface saignante. La réaction qui suit ce massage rude est à peu près nulle et n'empêche pas le malade de subir le jour suivant une nouvelle séance. Généralement, il est guéri après une vingtaine de séances.

Les premiers massages doivent être faits avec la poudre porphyrisée d'acide borique. Plus tard, lorsque la conjonctive est à peu près lisse, on substitue à l'acide borique la pommade au précipité jaune dont on augmente la dose de 0.05 à 0.20 pour 10 grammes de vaseline.

Lorsque les granulations siègent sur les paupières inférieures, le massage offre plus de difficultés. En effet, les doigts ont moins de prise et s'ils écrasent les granulations qui hérissent la surface de la conjonctive, ils ne peuvent atteindre celles qui sont logées dans les replis plus nombreux qu'à la paupière supérieure. On sait qu'une granulation qui échappe à la destruction peut être le point de départ d'une nouvelle contagion.

Le docteur Sattler, dans ces derniers temps, a employé le grattage des granulations au moyen d'une brosse dure et les lavages d'une solution forte de sublimé.

Nous avons eu l'occasion, à l'hôpital Saint-Denis-du-Sig (Algérie), de voir mettre en pratique ce procédé. Outre qu'il est très douloureux, même avec des attouchements de cocaïne, nous le croyons insuffisant, la brosse ne pouvant pénétrer jusqu'au fond du cul-de-sac palpébral; de plus, la brosse, non seulement détruit les granulations, mais entame la muqueuse, ce qui, nous semble-t-il, dépasse le but que nous nous proposons dans le traitement des granulations.

Le doigt, plus maniable, plus souple, va dans les moindres recoins et ne laisse subsister aucune granulation.

Nous croyons, du reste, qu'un malade acceptera plus volontiers l'intervention du doigt que celle d'une brosse rude qui, même passée rapidement, est très douloureuse.

Notre pensée n'est pas d'infirmer le traitement employé par le docteur Sattler et préconisé en France par M. le docteur Abadie et son chef de clinique, M. le docteur Darier, qui en ont obtenu d'excellents résultats. Mais, il nous sera permis de donner la préférence à un traitement que nous croyons aussi efficace et qui a le très grand avantage d'être mieux supporté par le malade.

Nous sommes si peu ennemi du brossage que nous l'employons, à l'exemple de notre excellent maître, le docteur Jocqs, lorsque les granulations sont dures ou qu'elles affectent la forme confluente du trachome. Dans ce cas, seulement, nous employons le brossage, mais un brossage léger, superficiel, ne portant que sur les granulations sans entamer la muqueuse. Ce résultat obtenu, nous utilisons le massage avec la poudre d'acide borique, puis, vers la fin, la pommade au précipité jaune.

Le pannus, qui accompagne généralement les granulations, disparaît habituellement après le premier massage, dès que les granulations ne sont plus acuminées et n'irritent plus, par leur frottement, la conjonctive et la cornée.

Aussi croyons-nous inutile le massage direct de la cornée que nous ne pratiquons jamais.

M. le docteur Prokopenko s'est bien trouvé, dans le traitement de l'ophtalmie granuleuse, de l'association du sulfate de cuivre avec un massage préliminaire qui a pour but d'activer la circulation et la nutrition. Voici comment opère ce médecin russe : « Le massage se fait avec une baguette de verre à bout arrondi qu'on promène vivement sur la surface interne des paupières et sur la portion de la cornée atteinte par l'affection. Cela fait, on badigeonne abondamment, non pas les granulations isolées, mais toute la muqueuse palpébrale avec une solution de sulfate de cuivre. »

Depuis cinq ans que le docteur Prokopenko emploie cette manière de faire, il a le plus souvent obtenu la guérison sans cicatrices ni rétractions, dans un délai de quelques semaines à quelques mois.

M. le docteur Vignes, dans le bulletin de la Société française d'ophtalmologie, communique quelques résultats heureux obtenus par le massage direct de la conjonctive et de la cornée contre les granulations :

« A la clinique, nous avons soigné une trentaine de granuleux et nous avons été frappé de l'amélioration rapide qui s'est produite dans tous les cas. Les granulations se résorbent, la cornée, s'il y a pannus, s'éclaircit d'autant plus vite qu'on la masse directement ; enfin le ptosis diminue. »

Et, comme preuve de l'efficacité de son traitement, M. le docteur Vignes présente aux assistants une jeune fille qui, il y a un mois, était venue à la clinique avec un double pannus total. Son acuité visuelle était telle qu'on devait la conduire à la main. « En quinze jours, nous avons obtenu la disparition de ses granulations, l'éclaircissement de la cornée, sur laquelle vous pourrez cependant constater encore les vestiges de sa longue affection et nous avons eu la satisfaction de voir cette jeune fille malade reprendre ses occupations depuis longtemps abandonnées. »

Le docteur C. Felows, dans un article paru dans le *The Journal of ophtalmology, otology and laryngology* et analysé par M. le docteur Sulzer, cite un cas d'asthénopie avec légère blépharite qui, rebelle à tous les traitements usuels, a été amélioré considérablement par le massage des paupières éversées, saupoudrées d'acide borique. Le même effet favorable a été obtenu avec le massage direct de la surface conjonctivale dans un cas de trachome rebelle. L'auteur préconise encore le massage avec un onguent mercuriel à base d'huile de foie de morue pour les leucomes cornéens.

M. le professeur Panas, dans un article très complet sur le traitement des granulations, article paru dans les *Archives d'ophtalmologie*, après un aperçu historique et un résumé de tous les traitements essayés contre les granulations : scarifications, brossage, injections sous-conjonctivales de sublimé, etc., conclut : « Dans la période ultime, alors que la conjonctive s'est transformée, pour la majeure partie, en brides cicatricielles et que l'épithélium fortement proliféré, constitue des verrucosités cornées, les scarifications répétées donneront encore les meilleurs résultats. Leur action résolutive sera la même ici que pour la chéloïde. L'adjonction du massage fait avec la pommade au bioxyde de mercure à 10 0/0 jouira d'une action analogue à celle du sparadrap de Vigo dont on se sert couramment en dermatologie. »

Et plus loin : « De l'exposé qui précède nous croyons devoir tirer la conclusion qu'aujourd'hui comme par le passé, le traitement des granulations ne saurait être *unique*. Tout en faisant la part très large aux interventions sanglantes; il nous faut retenir que, dans bien des circonstances, les topiques modificateurs et le massage méritent la préférence. »

Nous ne dirons rien ici des taies de la cornée, nous réservant de leur consacrer quelques lignes en les faisant suivre d'observations que nous avons prises à la clinique de M. le docteur Jocqs.

Affections oculaires qu'il convient de traiter par le massage.

1º KÉRATITES PHLYCTÉNULAIRES

La *kératite phlycténulaire* est une des affections les plus fréquentes de l'œil et une des plus sujettes à récidive.

Son type clinique varie non seulement d'après les sujets, mais encore dans les différentes phases de la maladie, d'où cette multiplicité de dénominations : kératite herpétique, eczémateuse, pustuleuse, phlycténulaire, impétigineuse. etc.

Sa physionomie toute particulière frappe l'attention. Cette affection se présente, en effet, sous l'aspect de petites vésicules transparentes siégeant le plus souvent au voisinage du limbe.

Si la vésicule est *centrale* on a affaire à une kératite phlycténulaire simple ; si, au contraire, elle est périphérique, on lui donne le nom de *kérato-conjonctivite phlycténulaire*.

Les vésicules sont uniques ou multiples, parfois groupées. Au début, les vésicules sont franchement transparentes, puis deviennent louches et s'entourent d'un *halo* dû à l'infiltration du tissu propre de la cornée. Cette vésicule se perce, vide son contenu et fait place à une petite ulcération arrondie qui rappelle le point de départ de cette affection.

C'est généralement sous cette dernière forme que se présentent les kératites phlycténulaires dans nos cliniques ; il est rare, en effet, de rencontrer la phlyctène intacte.

Lorsque la phlyctène n'a pas vidé son contenu, nous commençons le traitement par quelques massages avec la poudre de calomel : c'est un massage en même temps traumatique et médicamenteux. Traumatique parce qu'il a pour but de détruire la vésicule ; médicamenteux, parce qu'il permet au médicament d'agir plus intimement et plus longtemps sur les lésions.

Après quelques jours, on fera le même massage avec la pommade jaune. Lorsque au contraire, à la phlyctène a succédé une ulcération, on instituera d'emblée le massage à la pommade jaune.

Une variété intéressante des kératites phlycténulaires, est la *kératite en bandelette* ou en *comète* ou en *fusée* (Bérard). Les paupières étant éversées avec des écarteurs, on voit la lésion suivante : une bandelette vasculaire partant du limbe et s'arrêtant plus ou moins loin sur la surface de la cornée. La bandelette un peu plus large du côté du limbe, à sa base, se termine nettement au niveau d'un bouton peu élevé dans le tissu cornéen.

Cette affection laisse, après elle, des traces, car les vaisseaux, en disparaissant, font place, une taie de même forme et de mêmes dimensions que la bandelette vasculaire. Les yeux qui ont été touchés par cette maladie conservent toujours une vision très défectueuse, non seulement parce que la taie peut être très mal placée, mais aussi à cause de l'astigmatisme irrégulier qui en est la conséquence.

Le malade atteint de kératite phlycténulaire se présente à nous, la tête baissée, les mains devant les yeux pour les abriter contre la lumière.

Outre cette *photophobie*, le malade a un larmoiement dû à

ce que les ulcérations étant superficielles, le plexus nerveux est mis à nu, mais non détruit.

La kératite phlycténulaire reconnaît pour cause l'impétigo, la rougeole, les granulations, la misère physiologique. Aussi est-elle fréquente dans les classes pauvres.

Le plus souvent, on la voit coïncider avec la gourme.

Les microorganismes jouent un grand rôle dans la production des kératites phlycténulaires. Leber a découvert un microbe se rapprochant du staphylocoque.

OBSERVATION I (Personnelle).

Victor L..., 7 ans, vient nous trouver à la clinique, le 2 mars, pour une kérato-conjonctivite de l'œil droit. La conjonctive est fortement injectée ; on voit sur le pourtour du limbe cornéen externe trois phlyctènes de la grosseur d'une tête d'épingle.

Le même jour nous commençons le traitement par le massage à la pommade jaune. Nous employons l'oxyde jaune à très faible dose : 0,10 ou 0,15 pour 10 grammes d'excipient, vaseline ou lanoline.

L'enfant venant à la clinique d'une façon irrégulière son état reste stationnaire jusqu'au 13 mars.

Le 27 mars, les phlyctènes ont entièrement disparu. Il ne reste plus qu'un peu de conjonctivite.

Le 3 avril, la guérison est complète.

OBSERVATION II (Personnelle).

Henri E.., 14 ans, corroyeur, est atteint depuis un mois de conjonctivite sur laquelle est venue se greffer une kératite phlycténulaire.

Venu à la clinique le 5 mars.

Les deux yeux sont atteints. L'œil gauche présente sur le pourtour du limbe cornéen deux phlyctènes : une de la grosseur d'un grain de millet, l'autre d'une tête d'épingle. Sur la cornée droite siège une phlyctène nettement transparente.

Le même jour, nous commençons le massage au calomel sur la cornée droite ; à la pommade jaune sur la cornée gauche.

Le 10 mars, l'œil droit est guéri ; l'œil gauche reste stationnaire.

Le 13 mars, l'œil gauche présente un commencement de pannus. On enlève au pourtour du limbe cornéen inférieur une bande de conjonctive.

16 mars, reprise du massage à la pommade jaune.

23 mars, guérison complète du pannus.

27 mars. Plus de phlyctènes, mais taie centrale.

10 avril. La taie n'a plus de bavures ; elle est réduite à un petit triangle à base périphérique et à sommet vers la pupille. Nous cessons le massage à la pommade jaune et lui substituons le calomel.

15 avril Taie réduite de moitié.

Le malade depuis n'a pas reparu à la clinique.

OBSERVATION III (Personnelle).

Marguerite V..., 18 ans, relieuse. Il y a deux ans, la malade a eu une kératite phlycténulaire. Elle a été traitée aux Quinze-Vingts. Après deux mois de traitement, la taie qui avait succédé à la kératite a complètement disparu. Ie 25 mars 1896. la malade a eu subitement mal aux yeux. Elle n'est allée consulter aucun oculiste ; aussi, lorsqu'elle s'est présentée à la clinique le 7 avril, nous avons constaté qu'à l'œil gauche siégeait une taie occupant la périphérie externe de la cornée. $V = 1/8$; l'œil droit présente de la kérato-conjonctivite phlycténulaire au pourtour du limbe cornéen externe.

Séance tenante, massage à la pommade jaune et les jours suivants.

Le 15 avril. Œil droit : la kérato conjonctivite phlycténulaire a complètement disparu. Œil gauche : il reste une taie de la grosseur d'une tête d'épingle. $V = 1/2$.

Le 20 avril. Guérison complète.

OBSERVATION IV (Personnelle).

Eugène V.. , 15 ans. Venu à la clinique le 31 mars, pour une conjonctivite phlycténulaire, tout à fait au début, siégeant à l'angle externe de l'œil gauche.

Nous avons fait aussitôt du massage à la pommade jaune.

3 avril. La phlyctène a disparu. Il ne reste plus qu'un peu de conjonctivite.

6 avril. Guérison.

OBSERVATION V (Personnelle).

Yvonne L..., 3 ans. Conduite à la clinique le 28 février.

Il y a trois semaines, l'enfant a eu de la conjonctivite puis de la kératite phlycténulaire. L'œil droit est seul atteint. Photophobie intense.

Le même jour, massage à la pommade jaune.

5 mars. Photophobie moindre. Kératite presque disparue.

16 mars. Phlyctène guérie, mais cornée encore infiltrée. L'œil gauche, sain jusqu'alors présente une phlyctène centrale Nous faisons du massage au calomel.

Deux jours après nous traitons la phlyctène, devenue une petite ulcération, avec le massage à la pommade jaune.

25 mars. Guérison.

OBSERVATION VI (Personnelle).

Yvonne G..., 4 ans, venue à la clinique le 27 janvier pour une kératite en bandelette.

Massage.

Au cours du traitement, est survenu un catarrhe printanier. Autour du limbe cornéen on voit un véritable cercle de petites vésicules blanchâtres.

Le 21 février, reprise du massage à la pommade au précipité jaune 0,10 pour 10

22 février. Massage.

26 février. Amélioration sensible. Massage.

29 février. Disparition des vésicules. Conjonctive encore un peu injectée, vision plus nette.

10 mars. On ne voit plus trace de vésicules. Vision claire Conjonctive très légèrement injectée.

13 mars. Guérison.

OBSERVATION VII (Personnelle).

Notre ami. M. le docteur P..., vient nous trouver à la clinique le 15 avril pour une kérato-conjonctivite phlycténulaire de l'œil gauche.

La vésicule a vidé son contenu, déterminant une petite cupule très visible.

Massage à la pommade au précipité jaune.

Le lendemain, la phlyctène a complètement disparu, ne laissant après elle qu'une légère traînée de conjonctivite. Massage.

M. le docteur P... revient nous trouver quelques jours après. La kérato-conjonctivite phycténulaire, sans doute insuffisamment guérie, a récidivé.

L'affection a complètement cédé au massage médicamenteux, après trois séances de cinq minutes chacune.

Nous pourrions multiplier les observations, mais, toutes se ressemblant et n'offrant rien de particulier, nous croyons devoir nous borner là.

De ces quelques observations, il ressort que le massage associé à la pommade vient à bout, dans un laps de temps relativement court, des kératites phlycténulaires, des kérato-conjonctivites, des kératites en bandelettes qu'auparavant on voyait s'éterniser et le plus souvent récidiver.

G.   8

Catarrhe printanier.

On sait combien est rebelle à tout traitement le catarrhe printanier qu'on voit rarement dans nos cliniques, sous sa forme typique.

Le catarrhe printanier se reconnaît au bourrelet blanchâtre, comme lardacé, dont il auréole la cornée. En outre, il est accompagné le plus souvent de vésicules disséminées tout autour du limbe cornéen.

Les malades ont de la photophobie, du larmoiement.

Le catarrhe printanier ne siège pas toujours sur la cornée, mais aussi aux paupières où il forme comme des végétations que le massage n'entame pas toujours suffisamment, aussi doit-on le plus souvent avoir recours aux scarifications.

OBSERVATION VIII

Communiquée par M. le docteur Jocqs et prise pendant son année d'internat, chez M. le professeur Panas, 1884.

Une jeune fille de 22 ans se présente à la consultation externe de la clinique ophtalmologique de M. le professeur Panas, à l'Hôtel Dieu, en février 1884.

Les paupières supérieures sont recouvertes de végétations résis tantes qu'il est très difficile d'attaquer par le simple massage. On fait d'abord quelques scarifications légères. Les jours suivants on procède à un massage régulier avec la pommade jaune 0,20/10. En trois semaines, la surface conjonctivale est redevenue complè- tement lisse.

Il n'y avait pas de lésions de la conjonctive bulbaire.

OBSERVATION IX

Communiquée par M. le docteur Jocqs.

Un jeune homme de 17 ans se présente à ma clinique avec un catarrhe printanier. Kérato-conjonctival typique, sans aucune lésion de la conjonctive tarsienne. Tout autour de la cornée, empiétant de deux ou trois millimètres sur cette membrane et sur le limbe, on voit un bourrelet blanchâtre, lardacé, plus marqué sur les parties latérales. La lésion existait depuis trois mois.

La seule prescription consiste dans un massage quotidien avec la pommade jaune 0,20/10 gr.

Le massage fut fait par l'entourage du malade et, cependant, la guérison était complète au bout de six semaines.

OBSERVATION X (Personnelle).

Justine D..., 9 ans 1/2. Venue à la clinique le 7 avril. Est atteinte de conjonctivite depuis le mois de janvier. Les deux yeux sont fortement injectés. En outre, l'œil gauche présente au limbe cornéen inférieur un bourrelet grisâtre, hérissé de petites vésicules disséminées ; l'œil droit offre à l'examen un bourrelet identique occupant toute la moitié du limbe cornéen.

Le jour même nous traitons d'abord la conjonctivite par des instillations au nitrate d'argent.

Le 11 avril, la conjonctivite étant guérie nous commençons le massage à la pommade jaune 0,05/10. La malade vient nous voir tous les jours.

Le 14 avril, les vésicules ont disparu, les bourrelets subsistent mais plus effacés.

Le 20 avril, les bourrelets sont limités à la cornée.

Le 30 avril, la malade est complètement guérie.

Kératite interstitielle ou parenchymateuse.

On divise la kératite interstitielle ou parenchymateuse en deux formes : l'une circonscrite, l'autre diffuse.

Nous ne nous occuperons que de cette dernière, de beaucoup la plus fréquente dans nos cliniques.

Il est rare qu'elle reste limitée à un seul œil, le plus souvent l'autre se prend et le dernier attaqué l'est parfois avec plus de gravité que le premier.

La kératite parenchymateuse semble affectionner de préférence l'adolescence et les filles plutôt que les garçons.

M. le professeur Panas, dans son *Traité des maladies des yeux*, a noté ce fait : « A de rares exceptions près, la kératite parenchymateuse diffuse est une affection de l'enfance et de l'adolescence. De cinq à quinze ans on trouve le maximum de fréquence, les filles y étant deux fois plus sujettes que les garçons. »

M. le professeur Panas attire l'attention du clinicien sur le facies particulier que présente un malade atteint de kératite parenchymateuse : « La peau du visage est pâle, terreuse, sillonnée de rides qui occupent surtout les lèvres, le menton et le pourtour des narines. » Et plus loin : « Dans les types pathologiques bien définis, il n'est pas rare de rencontrer le nez petit et camard et une asymétrie du crâne principalement caractérisée par la proéminence du front. »

Dans les deux observations que nous rapportons ci-dessous, nous avons constaté très nettement ces particularités.

Le malade atteint de kératite parenchymateuse se plaint de photophobie et de larmoiement. La douleur qu'il ressent est supportable, à moins que le tractus uvéal ne participe à la maladie.

Si vous écartez les paupières, vous voyez une cornée infiltrée, présentant de l'opacité diffuse qui occupe principalement le centre; d'autres fois on voit, disséminées, de petites taches blanchâtres, laiteuses, ressemblant à des taies superficielles. La cornée, quand elle est envahie dans sa totalité, change d'aspect : elle est terne, uniforme, d'une teinte de pierre à fusil et masque complètement l'iris.

Ces symptômes marquent la première période. A une période plus avancée, outre ces signes, s'en ajoute un important : la vascularisation de la cornée. On voit alors, du pourtour de cette membrane, partir des vaisseaux fins et nombreux qui s'avancent insensiblement sur sa surface et gagnent le centre.

A quelles causes est due la kératite parenchymateuse?

La syphilis *transmise*, héréditaire plutôt qu'*acquise*, joue, croyons-nous, le plus grand rôle.

Il arrive cependant qu'on ne trouve, chez des individus atteints de kératite parenchymateuse, aucun signe de syphilis héréditaire : signe d'Hutchinson (malformation des dents qui sont rudimentaires, mal venues, présentant au niveau de leur couronne, des échancrures en V); nodus des jambes, ulcères à la gorge.

Dans ces cas, quelle cause générale devons-nous incriminer?

Pour M. le professeur Panas, le grand rôle est joué par la misère physiologique, le lymphatisme qui créent une dyscrasie de tout l'être.

OBSERVATION XI (Personnelle).

Amélie L..., 23 ans. Au mois de novembre 1895, la malade se présente à la clinique pour une conjonctivite catárrhale aiguë. Nous la traitons par des instillations de nitrate d'argent au centième et par de légères frictions.

Quelques jours après, l'œil gauche est atteint de kératite interstitielle ; larmoiement, opacité diffuse de la cornée, fine vascularisation. L'œil droit, comme c'est la règle, ne tarde pas à être envahi à son tour.

La malade est dès lors incapable de se diriger seule. On l'accompagne à la clinique.

La kératite parenchymateuse se complique en outre d'iritis.

On institue le traitement : instillations d'atropine, massage avec la pommade au précipité jaune.

Comme traitement général, on lui ordonne le sirop de Gibert et les frictions mercurielles ; cette malade présente très nettement le signe d'Hutchinson : dents crénelées et, de plus, a le facies décrit si bien par M. le professeur Panas : pâleur, rides, nez camard et petit.

Le 19 février 1896, la malade a encore un peu de kératite.

L'œil gauche, le premier atteint, n'a plus qu'une tache légère ; l'œil droit a un voile plus grand et plus épais. La malade reconnaît les objets. Photophobie moindre.

21 février. Amélioration sensible. Massage.

26 février. Taie diminuée aux deux yeux. Vue améliorée. Massage.

29 février. Etat stationnaire. On continue toujours le massage.

2 mars. Taie diminuée. Vue meilleure. La malade vient seule à la clinique.

10 mars. Œil droit : Vue meilleure. Taie centrale diminuée. Œil gauche : $V = 0$.

27 mars. Œil gauche : $V = 1/4$. Œil droit stationnaire.

10 avril. Nous suspendons le traitement, car la malade a de la conjonctivite catarrhale aiguë des deux yeux.

25 avril. Le massage à la pommade jaune est repris, la conjonctivite ayant cédé aux instillations de nitrate d'argent.

1er mai. Œil droit : V = 1. Œil gauche, idem. Il ne reste plus sur la cornée qu'un trouble minime. On peut considérer la malade comme guérie.

OBSERVATION XII

Marie C..., 19 ans, sans profession. Venue à la clinique le 7 janvier.

A été soignée aux Quinze-Vingts pour une conjonctivite.

La malade est atteinte en réalité d'une kératite parenchymateuse de l'œil gauche avec menace d'envahissement de l'autre œil qui ne tarde pas à se prendre.

V = 0. La malade distingue seulement la forme des objets.

On a institué aussitôt le traitement : Massage à la pommade jaune et douches.

21 février. La malade ne présente plus qu'une tache légère sur la cornée gauche.

Elle ne peut encore lire de cet œil.

24 février. Etat stationnaire. A la pommade jaune nous substituons la poudre de calomel, les phénomènes inflammatoires ayant disparu.

26 février. La malade commence à déchiffrer un peu l'écriture. Massage.

29 février. Pas d'amélioration sensible. Massage.

16 mars. Vue améliorée, taies diminuées.

8 avril. Œil gauche ne présente plus de tache. Œil droit : les taies n'ont plus que la grosseur d'une tête d'épingle. V = 2/3.

16 avril. Guérison complète.

Opacités ou taies de la cornée.

M. le professeur Panas, dans son savant *Traité des maladies des yeux*, définit ainsi les taies : « Sous le nom générique de taies de la cornée, on entend tout trouble persistant qui succède aux affections ulcéreuses de l'œil. »

Les taies, outre l'obstacle réel qu'elles apportent à l'exercice de la vision, constituent une menace permanente pour l'œil. Selon le degré de ces opacités de la cornée, on les classe sous les noms de *néphélion*, *albugo* et *leucome*, ces dernières donnent lieu à du tissu cicatriciel véritable qui, comme tel, constituent une tache indélébile.

Les opacités cicatricielles reconnaissent pour causes des affections antérieures qu'il n'est pas toujours très aisé de distinguer.

Quand un malade se présente avec de petites macules rondes qu'il dit remonter au jeune âge, on est en droit de penser qu'elles se rapportent à des poussées de kérato-conjonctivites phlycténulaires. D'autres fois, au lieu de macules, on a affaire à des bandelettes triangulaires opaques, à base périphérique et à sommet central. Elles reconnaissent la même affection que les macules rondes.

Quand, au contraire, vous voyez une large opacité diffuse, superficielle, vous devez penser au pannus ; si cette opacité est profonde, à la kératite parenchymateuse.

L'intérêt pathologique des taies est tout entier dans les troubles visuels qu'elles occasionnent.

On comprendra aisément qu'étant donnée l'intransparence de

la cicatrice, l'acuité visuelle soit diminuée ; en outre, l'éclairage oblique n'a plus la même intensité, la cornée offrant l'aspect d'un verre dépoli.

Les cicatrices, alors même qu'elles sont légères et superficielles, entraînent une altération de courbure : d'où *astigmatisme* le plus souvent irrégulier. Les yeux atteints de taies sont prédiposés à la myopie. C'est ainsi que Chauvel a trouvé 130 emmétropes, 110 hypermétropes et 237 myopes, soit 42.7 pour 100.

Ce rapide aperçu des graves conséquences qu'entraînent les taies au point de vue de la vision démontre suffisamment l'utilité d'un traitement qui, s'il ne fait pas disparaître complètement la taie, du moins la diminue et l'éclaircit.

Le massage avec la poudre de calomel : massage mi-médicamenteux, mi-traumatique — nous a donné quelques bons résultats. A côté de ces succès, nous avons complètement échoué dans d'autres cas. Il s'agissait surtout alors de taies cicatricielles, de *leucomes* qu'on sait rebelles à tout traitement.

Quoi qu'il en soit, les taies sont d'un pronostic toujours grave ; car, même guéries, elles laissent parfois, après elles, de la cécité, d'où le nombre de conscrits réformés pour des taies de la cornée.

OBSERVATION XIII (Personnelle).

Léonie G..., 13 ans, venue à la clinique le 21 février pour une ancienne kératite phlycténulaire ayant laissé une taie blanchâtre, large comme une lentille, à la partie externe de la cornée gauche.
V = 1/6.

La maladie a débuté il y a sept mois. On l'a traitée aux Quinze-Vingts.

24 février. Massage à la poudre de calomel.

26 février. Massage. Etat stationnaire.

29 février. Aucune amélioration. V = 1/6. Massage.

5 mars. Amélioration sensible.

10 mars. La tache s'est un peu éclaircie, elle s'échancre sur les bords Vue un peu améliorée.

13 mars. Etat stationnaire.

8 avril. V = 1/4. Taie s'efface sur les bords, mais reste intacte au centre.

15 avril. Taie réduite à une grosse tête d'épingle.

20 avril. Vue améliorée, plus nette, mais la taie ne se modifie pas.

La malade, depuis, n'est pas revenue à la clinique.

OBSERVATION XIV (Personnelle).

Gaston D..., 9 ans. Il y a un mois, le malade a été atteint de kératite phlycténulaire qui a laissé après elle une taie d'environ 1 centimètre sur la cornée droite.

Venu à la clinique le 22 février. Vue distincte.

Massage à la pommade au précipité jaune.

2 mars. Taie diminuée sur les bords; on ne trouve plus de bavures.

5 mars. Taie à peine visible, superficielle.

10 mars. Guérison complète.

OBSERVATION XV (Personnelle).

Léon B..., 11 ans. Venu pour la première fois à la clinique le 9 octobre 1893. Présentait des taies de la cornée droite.

On a fait du massage au calomel. Dans le cours du traitement est survenue une épisclérite de l'œil droit. Revenu le 13 mars 1896 à la clinique.

La cornée présente sur tout son pourtour des triangles blanchâtres à base périphérique, à sommet au centre.

Le malade voit les doigts à deux mètres.

Nous faisons tous les jours une séance de cinq minutes de massage à la pommade au précipité jaune.

8 avril. La cornée est claire dans presque toute sa moitié La vision, malheureusement, ne s'est pas améliorée, car il y a de l'astigmatisme irrégulier.

Nous continuons le massage ; mais sans espoir de voir se corriger l'astigmatisme.

1° DES GRANULATIONS

Les granulations assez rares dans nos cliniques, pullulent, par contre, dans les pays chauds.

Nous avons eu l'occasion de nous en convaincre dans un récent voyage en Algérie.

Il n'est pas douteux qu'un microbe soit l'agent principal de cette affection. Mais, lequel ? Les opinions, à ce sujet, sont aussi nombreuses que diverses. Les discuter, serait sortir du cadre que nous nous sommes imposé.

On trouvera traitée cette question tout au long au chapitre que M. le professeur Panas consacre aux granulations dans son *Traité des maladies des yeux.*

Nous croyons, que l'état de saleté dans lequel vivent les gens résidant en Algérie n'est pas tout à fait étranger à la production des granulations. Peut-être les tempéraments scrofuleux et lymphatiques y sont-ils plus prédisposés.

Le grand danger des granulations est leur *contagiosité.* Nous avons vu des familles entières en être atteintes.

Le trachome a pour siège de prédilection la paupière supérieure, au voisinage du fornix ; puis viennent, par ordre de fréquence, la paupière inférieure, le pourtour de la cornée, le repli semi-lunaire et le sac lacrymal.

L'aspect des granulations est celui de bourgeons charnus variables en volume; disséminées ou confluentes, elles occupent la totalité ou une partie de la conjonctive tarsienne.

A l'état subaigu, elles ne donnent lieu qu'à une légère sécrétion muqueuse; mais, que sous une influence quelconque, les granulations s'irritent et que les micro-organismes de la suppuration entrent en jeu : staphylocoques, streptocoques, pneumocoques, gonocoques, il survient subitement une suppuration abondante avec tuméfaction de la conjonctive et des paupières.

Livré à lui-même, le trachome aboutit fatalement à la transformation de la conjonctive et du stratum sous-jacent en un tissu de cicatrice irrégulier et gaufré. D'où résulte l'inversion de la paupière par courbure mécanique des tarses ; le trichiasis et l'atrophie conjonctivale qui effacent les culs-de-sac et va parfois jusqu'au symblépharon et au xérosis.

La cornée participe le plus souvent à l'inflammation ; si elle reste exempte d'ulcérations, elle ne finit pas moins par devenir opaque et comme dermoïdale, au grand détriment de la vision.

« Le travail de la rétraction cicatricielle commence toujours par la partie moyenne du tarse qui se coude et forme un angle rentrant en arrière. De là, on voit partir des brides formant des mailles irrégulières qui contiennent des nids de granulations non encore éliminées. La surface du tarse devenue râpeuse et comme granitée justifie la dénomination de figues (συκα) donnée par Paul d'Egine. »

Dans le chapitre consacré au massage traumatique, nous avons parlé des divers traitements contre les granulations, en faisant ressortir particulièrement les avantages et les résultats du brossage combiné au massage, nous n'y reviendrons donc pas. Nous donnerons quelques observations que nous a communiquées M. le docteur Jocqs. Durant notre séjour à sa clinique, il nous a été malheureusement impossible de traiter des granuleux, les sujets manquant.

2° CONJONCTIVITE FOLLICULAIRE

Il ne faut pas confondre la conjonctivite folliculaire avec les granulations. Elles relèvent toutes les deux du massage ; mais dans la première, les granulations étant plus tendres, plus facilement écrasables, il n'est pas nécessaire d'user d'un brossage préliminaire.

Il existe deux sortes de conjonctive folliculaire : l'une, la vraie, qui est éminemment infectieuse ; l'autre, n'est qu'un état irritatif de la conjonctive et n'est pas contagieuse.

Nous ne nous occuperons que de la conjonctivite folliculaire vraie, c'est-à-dire celle infectieuse purulente. Cette conjonctivite est caractérisée par la présence sur la conjonctive palpébrale de petites élevures allongées parallèlement au cul-de-sac inférieur dans lequel elles se rencontrent plus particulièrement. Elles ne sont pas placées bout à bout, mais imbriquées en quelque sorte laissant entre elles des sillons également parallèles.

Dans la conjonctivite granuleuse, on ne remarque pas cet ordre, mais au contraire une sorte de semis irrégulier dans lequel les granulations sont parsemées au hasard.

Ces élevures forment un relief peu marqué à la surface de la conjonctive. Pour avoir la véritable hauteur de ces productions folliculaires, il est nécessaire de déplisser la muqueuse en renversant la paupière inférieure en dehors.

Leur couleur est plus rosée que celle de la muqueuse en

général fortement colorée en rouge. Elles n'ont jamais la teinte cireuse qu'on voit dans les granulations isolées.

Leur emplacement est caractéristique. Les élevures folliculaires ont peu de tendance à envahir la conjonctive tarsienne. On les rencontre surtout dans le cul-de-sac inférieur, rarement dans le cul-de-sac supérieur.

La sécrétion purulente, quand elle se produit, reste limitée au cul-de-sac inférieur sans jamais, comme dans les granulations, sortir en dehors des paupières.

OBSERVATION XVI

(Communiquée par M. le Dr Jocqs.)

B... Virginie, 9 ans 1/2. Venue à la cliniⵑue le 15 mai 1894, pour des granulations siégeant à la paupière supérieure.

On ectropionne la paupière ; on l'insensibilise ; on fait un léger brossage au sublimé pour mettre à vif les granulations. On procède ensuite au massage avec la poudre d'acide borique porphyrisé.

Séance de cinq minutes tous les deux jours. Il ne se produit aucune réaction inflammatoire.

La malade est complètement guérie après un traitement de deux mois.

OBSERVATION XVII

(Communiquée par M. le Dr Jocqs.)

Marie S..., 10 ans. Venue à la clinique pour une conjonctivite folliculaire, siégeant à la paupière inférieure.

Après un grattage léger et superficiel, on fait du massage. Mais vu la difficulté d'explorer avec les doigts les angles, on aide le massage avec des attouchements au crayon mitigé.

La malade après un mois a très bien guéri.

OBSERVATION XVIII

(Communiquée par M. le Dr Jocqs.)

Sœur Saint-Jean de la Croix, venue à la clinique pour des granulations siégeant à la paupière supérieure Il y a un peu de pannus. La paupière est gonflée.

Insensibilisation. Brossage au sublimé. Plus tard, massage avec de la poudre d'acide borique porphyrisé, puis avec de la pommade jaune. On ne s'inquiète pas du pannus qui disparaît avec la cause qui l'a fait naître.

Guérison.

CONTRE-INDICATIONS

1° Le massage est contre-indiqué dans les ulcères profonds causés par d'anciennes cicatrices. Nous avons rapporté plus haut (*V.* Massage médicamenteux), un accident qui nous est survenu, et qui, fort heureusement, n'a pas eu de suites graves.

2° M. le docteur Parenteau proscrit formellement le massage dans la myopie progressive forte avec staphylome postérieur étendu dans la crainte, dit-il, de voir se produire des hémorrhagies intra-oculaires ou des décollements de la rétine.

Nous croyons cette crainte exagérée, car le massage est ordinairement trop superficiel et trop doux pour causer un traumatisme qui amènerait de semblables désordres.

3° Nous ferons les mêmes critiques pour les cas où l'hypotonie du globe est fortement abaissée, cas dans lesquels le même auteur déconseille le massage.

4° On suspendra le massage toutes les fois qu'il sera suivi d'une forte réaction inflammatoire.

5° Chez les malades atteints de cataracte commençante, il est bien certain que l'on ne fera pas de massage, à moins que l'on ne veuille hâter l'opacité cristallinienne pour en faire ensuite l'extraction.

Ces quelques cas exceptés, le massage est d'ordinaire inoffensif et amène rarement des complications s'il est fait d'une façon méthodique.

CONCLUSIONS

———

I. — Le massage est un procédé simple et efficace de traitement dans quelques maladies des yeux. Selon qu'on aura affaire à telle ou telle affection on se servira du massage simple, médicamenteux ou traumatique.

II. — Le massage aide puissamment l'action des pommades et des collyres. Dans les granulations, le massage agit en tant que massage, le médicament (poudre d'acide borique, pommade) ne servant qu'à titre de corps étranger.

III. — On utilisera le massage simple dans les embolies de l'artère centrale de la rétine; les blépharospasmes; la maturation artificielle de la cataracte (procédé long et incertain).

IV. — On emploiera le massage médicamenteux dans les conjonctivites, les kératites phlycténulaires, interstitielles, les catarrhes printaniers, les kératites en bandelettes.

V. — On fera du massage traumatique dans les conjonctivites folliculaires et les granulations, en aidant toutefois le massage d'un brossage préliminaire superficiel, n'entamant que les granulations.

VI. — Le massage se fera au moyen des paupières, jamais directement sur la cornée.

———

INDEX BIBLIOGRAPHIQUE

Abadie. — Traitement du blépharospasme par le massage forcé du muscle orbiculaire.
— Gaz. hôpit , LV (1882-18×3).

Baldinger. — Ann. d'ocul., t. CVIII, page 226.

Bettmann. — Ann. d'ocul., t. CX, pages 113 et 195.

Costomiris. — Procédé d'Esculape ou du lèchement comme méthode thérapeutique oculaire (Bulletin et mémoires de la Société fr. d'oph., 1888, p 180).
— Ann. d'ocul., t. CIV, p. 253 ; t. CII, p. 148.
— Massage de la conjonctive et de la cornée (Archives d'opht., t. X, p. 37.

Damalix. — Du traitement des affections chroniques de la cornée par le massage de l'œil (Arch. d'oph., 1881, p. 491).

Dantziger. — Beitrage zur Anwendüng der Massage in der Angenheilk (Grœfes Arch. für opht., XXXI).

Fellows. — Annales d'oculistique, t. CVII, p. 146.

Fœrster. — Annales d'oculistique, t. CI, p. 196.

Grandclément. — Efficacité du massage de l'œil dans la kératite parenchymateuse. Arch. d'opht., t. X, p. 257.

Hirchsberg. — Du massage dans la maladie des yeux (Arch. d'opht., t. X, p. 542.
— Ueber Anwendüng der Massage in der Angenheilkunde (Deutsch med. Woch., 10 jánvier).
— Massage in certain eyes affections (The ophtalmie review, t. VII).

Jackson. — Annales d'oculistique. t. CX, p. 198.

Jocqs. — Clinique ophtalmologique, septembre 1895.

— Revue d'hygiène thérapeutique, décembre 1891, page 355.

Klein. — Massage appliqué aux affections de l'œil (Presse médicale belge, 1883).

Mac-Hardy. — Annales d'oculistique, t. CIV, p. 71.

Mirséjevitch. — Du massage des paupières et de la conjonctive dans les processus inflammatoires chroniques (Archives d'ophtalmologie, t. XI, p. 278).

Mules. — Embolie de l'artère centrale de la rétine guérie par le massage (Annales d'ocul., t. CI, p. 244).

Panas. — Traitement des granulations, précédé d'un aperçu historique (Archives d'ophtalmologie, t. XII, p. 358).

— Traité des maladies des yeux, t. I et II.

Parenteau. — Douches médicamenteuses et massages oculaires (Bulletin de la Société française d'oph., 1895, p. 456).

Schenkl. — Die massage des auges (Prag. med. Wochensch., VI).

Tathan-Thompson. — Annales d'oculistique, t. CV, p. 186.

Vignes. — Présentation d'une malade atteinte de granulations et guérie par le massage (Bulletin et mémoires de la Société fr. d'opht., 1888, p. 205.

White. — Annales d'oculistique, t. CVIII, p. 44, et CIX, p. 131.

M.-H.-R. Whitehead. — Le massage dans les affections oculaires (Annales d'ocul., 1892, p. 213).

Le Mans.—Association ouvrière, 5, rue du Porc-Epic (HETROT, GUÉNET et Cⁱᵉ).

www.ingramcontent.com/pod-product-compliance
Ingram Content Group UK Ltd.
Pitfield, Milton Keynes, MK11 3LW, UK
UKHW020937120726
13693UKWH00003B/1374